CHAKRA

La Dieta dei 7 Colori

Di Miranda Loxley

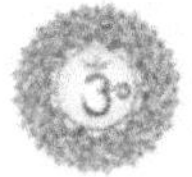 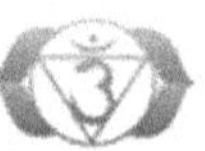  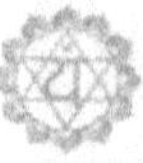 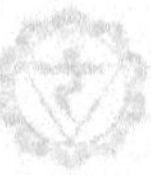 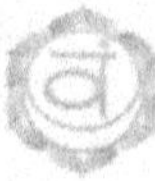 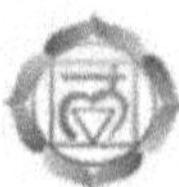

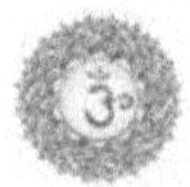   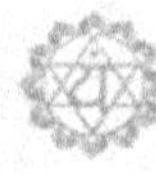 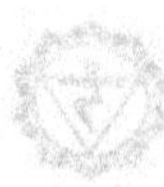  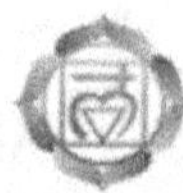

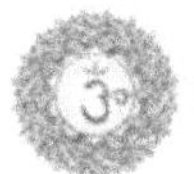 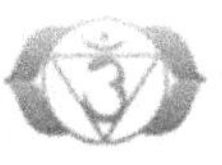  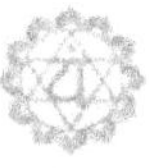  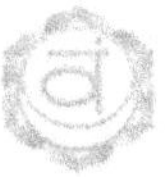 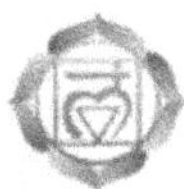

DISCLAIMER

Questo libro è stato scritto solo per dare informazioni di base. Ogni possibile sforzo è stato fatto per rendere l'libro il più completo ed accurato possibile.

Tuttavia, ci possono essere errori sia nella tipografia sia nel contenuto. In più, le informazioni contenute in questo libro sono aggiornate alla data di pubblicazione. Quindi va usato come una guida, e non come l'unica sorgente di informazioni.

Lo scopo di questo libro è di educare. L'autore ed editore non garantisce che le informazioni contenute in questo libro siano complete, e non è ritenuto responsabile per errori ed omissioni.

L'autore e l'editore non avranno alcuna responsabilità nei confronti di qualsiasi persona o entità in relazione a qualsiasi perdita o danno causato direttamente o indirettamente da questo libro.

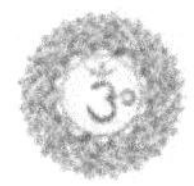 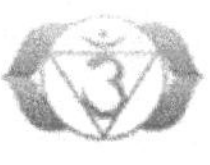 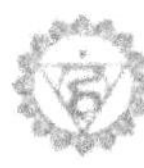 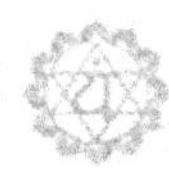  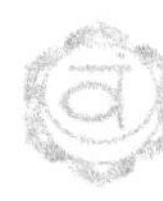 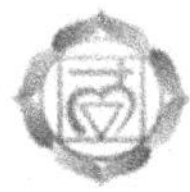

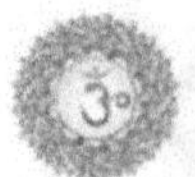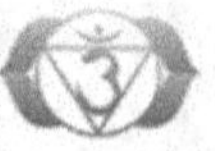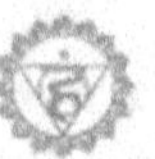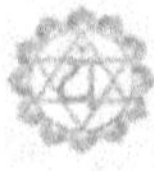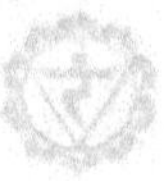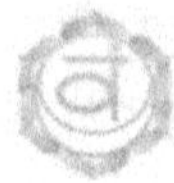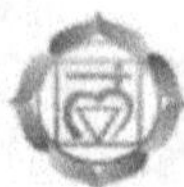

INDICE

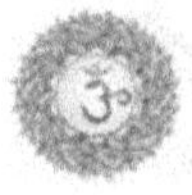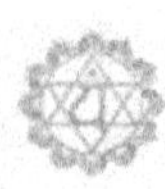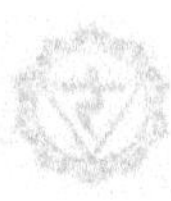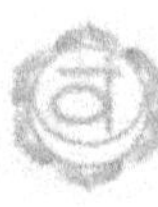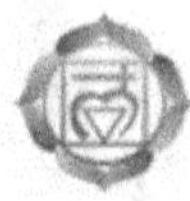

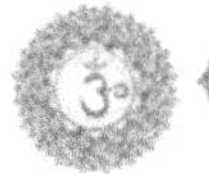 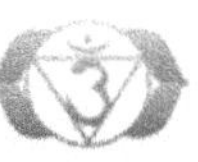 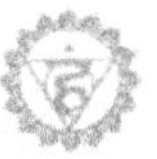 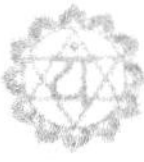  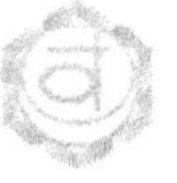 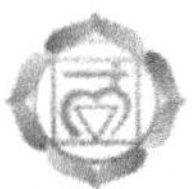

INTRODUZIONE

Prima di addentrarci nel discorso che relaziona l'alimentazione alla nutrizione dei Chakra, mi preme fare una breve panoramica proprio su questi *Centri Energetici di Coscienza*: i Chakra.

Tra i tanti possibili esempi, potremmo definire i Chakra come delle *Porte*, dei varchi, delle aperture, che mettono in comunicazione la nostra parte interna con l'ambiente esterno. Nel nostro caso, per esempio, il quinto chakra, il chakra della gola, tra le altre cose, è legato alla bocca, al naso e alle orecchie e quindi è la Porta di ingresso del cibo, degli odori e dei suoni.

Brevemente, sappiamo che i 7 Chakra principali, sono dislocati lungo l'asse centrale del corpo che è una specie di *antenna energetica* che ci collega, in basso, alla Terra e, in alto, al Cielo. Lungo questa antenna centrale si aprono le porte dei Chakra.

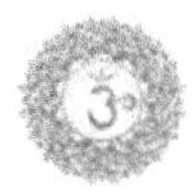 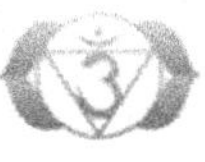 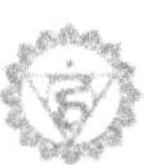 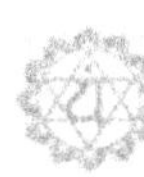  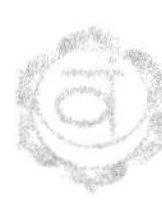 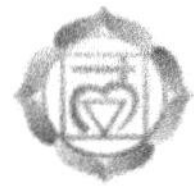

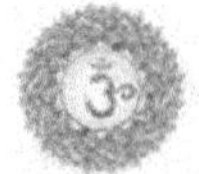 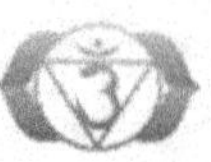  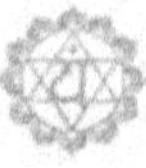 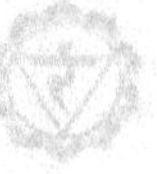  

Qui di seguito, l'elenco dei 7 Chakra ed i loro nomi.

1. Muladhara o Chakra della Radice.
2. Svadhisthana o Chakra Sacrale.
3. Manipura o Chakra del Plesso Solare.
4. Anahata o del Chakra del Cuore.
5. Vishuddha o Chakra della Gola.
6. Ajna o Chakra del Terzo Occhio.
7. Sahasrara o Chakra della Corona.

Ora vediamo per ognuno una breve descrizione.

1. Muladhara o Chakra della Radice

Da notare che il primo chakra, sebbene in testa all'elenco, è in realtà quello posizionato più in basso, alla base dell'osso sacro, ci lega alla Terra, è dominato dal colore Rosso e governa la Vescica e l'Intestino.

2. Svadhisthana o Chakra Sacrale

Il secondo chakra si trova tra l'osso pubico e l'ombelico, è il chakra della sessualità, della riproduzione ed è di colore Arancio.

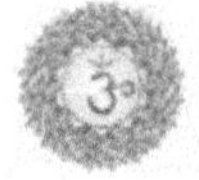 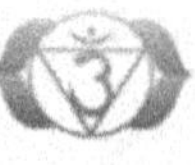 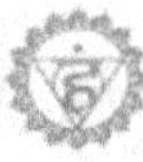 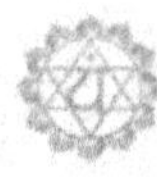  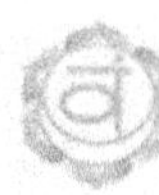 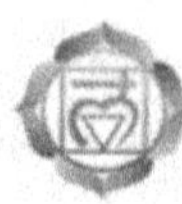

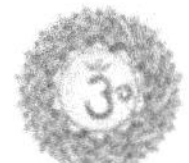 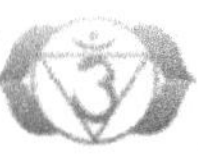 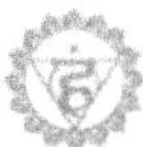 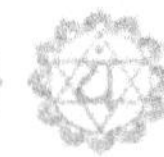 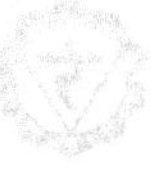 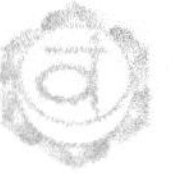 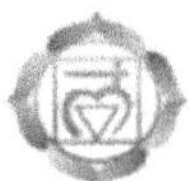

3. <u>Manipura o Chakra del Plesso Solare</u>

Il terzo chakra è posizionato all'altezza dello stomaco, è collegato allo stomaco, alla milza, al pancreas, alla cistifellea ed è di colore Giallo.

4. <u>Anahata o del Chakra del Cuore</u>

Il quarto chakra, di colore verde, è collegato a cuore e polmoni.

5. <u>Vishuddha o Chakra della Gola.</u>

Il quinto chakra, di colore blu-azzurro, si trova all'altezza della gola ed è collegato alla tiroide, alle corde vocali, alla lingua, alle orecchie e alle narici.

6. <u>Ajna o Chakra del Terzo Occhio</u>

Il sesto chakra è di colore indaco, cioè un colore tra il blu scuro e il viola, si trova tra le sopracciglia edè collegato alla vista.

7. <u>Sahasrara o Chakra della Corona</u>

Esattamente sulla testa, in prossimità della "fontanella" per essere più precisi, troviamo il settimo chakra. Il colore dominante è il viola ed il centro della Consapevolezza di Sé.

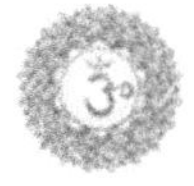 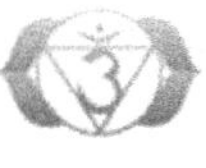 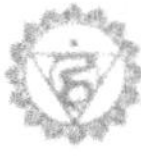 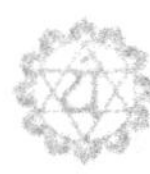  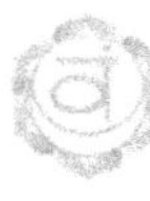 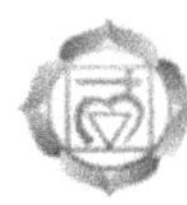

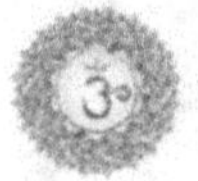 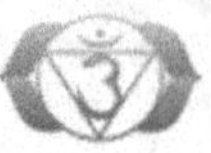 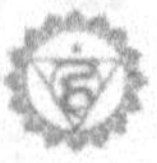 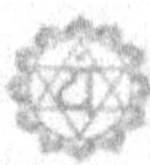 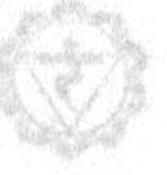  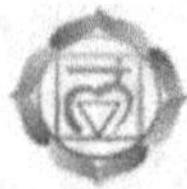

Se vuoi approfondire la dottrina dei Chakra, puoi leggere *"Chakra per Principianti: Guida Pratica per conoscere i Chakra, Risvegliare l'Energia e Curarla"*, che trovi su Amazon.it.

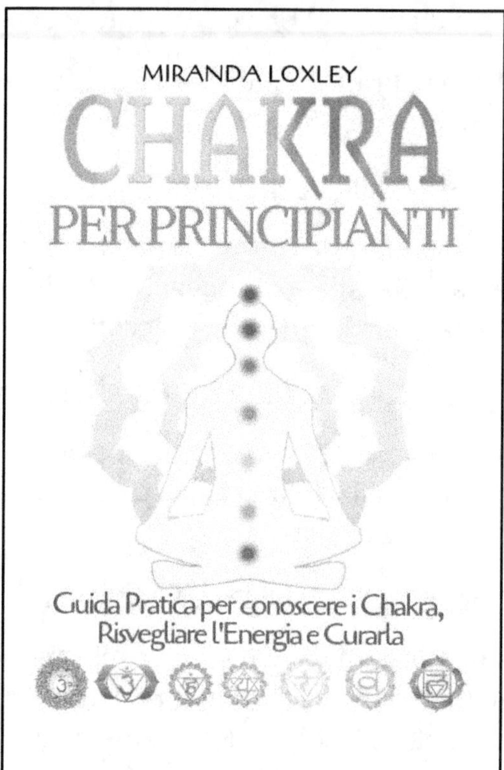

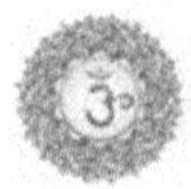 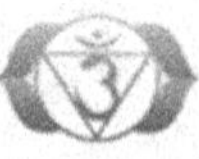 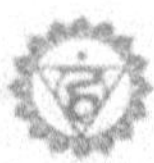 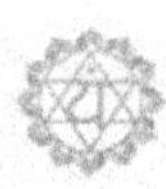  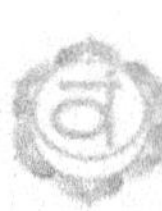 

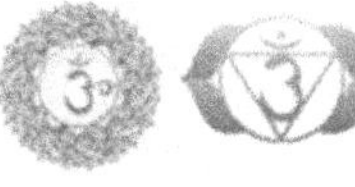  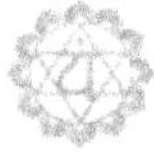  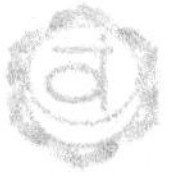 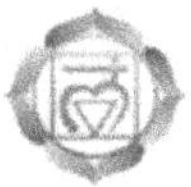

A PROPOSITO DI COLORI

Un'altra cosa importante da comprendere è la questione dei Colori. Quando sentiamo dire che *"quel chakra è di quel colore"*, dobbiamo sempre fare riferimento alla *vibrazione energetica*.

Abbiamo detto che i chakra sono centri energetici e sappiamo che l'energia è qualcosa che *vibra*. In realtà, la questione è molto semplice: esattamente come le onde radio, ognuna delle quali *Vibra ad una determinata Frequenza* che ci permette di ascoltare un determinato programma, allo stesso modo ogni campo energetico vibra ad una determinata frequenza che ci permette di identificarlo.

Stessa cosa è per il colore: già da bambini, a scuola, ci insegnano che la Luce è energia ed è grazie a questa che siamo in grado di riconoscere i colori. Ci insegnano che il colore non è altro che una *"Frequenza di Rimbalzo"* della luce, cioè che tra tutte le frequenze che compongono lo spettro

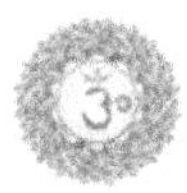 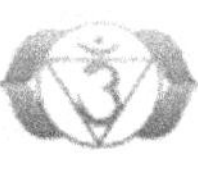 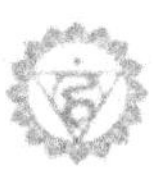 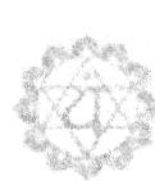  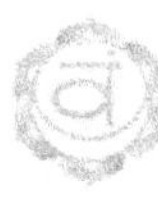 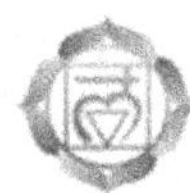

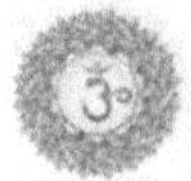  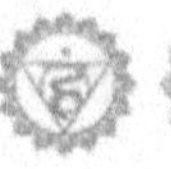 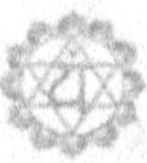 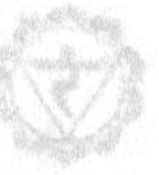 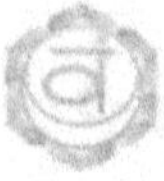 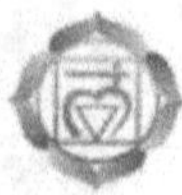

luminoso, quella che "rimbalza" e viene captata dai nostri occhi è quella che determina il colore.

Quindi, per tornare ai nostri Chakra, potremmo dire che la frequenza di vibrazione energetica del primo chakra è pari a 650, ma anche la frequenza del colore Rosso è 650, per questo il primo Chakra è identificato col colore rosso, perché <u>vibra alla frequenza di vibrazione del colore</u> rosso.

In realtà, esistono degli strumenti appositi che traducono le vibrazioni dei chakra in frequenze energetiche visibili all'occhio umano, ma questa non è la sede per approfondire questi argomenti.

Riassumiamo tutto questo, dicendo semplicemente che ogni chakra corrisponde ad un colore specifico perché vibra alla stessa frequenza di quel colore.

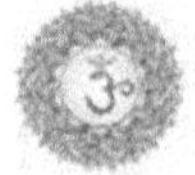 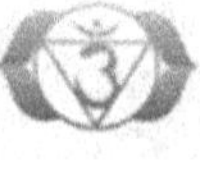 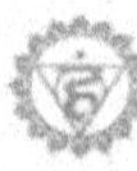 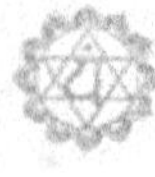  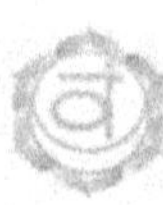 

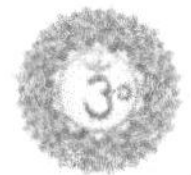 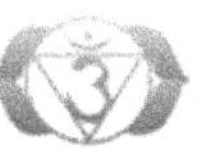 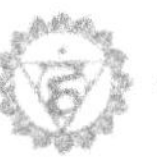 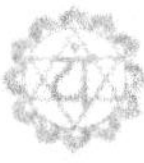  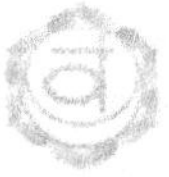 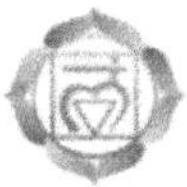

NUTRIRE I CHAKRA

Come probabilmente saprai, ci sono cibi più indicati di altri per vivere in salute. In generale, bisognerebbe stare lontani dai cibi raffinati e molto modificati, come quelli composti da farine bianche, ma anche dai prodotti di fabbrica, soprattutto quando parliamo di proteine animali, e non perché siamo animalisti e dobbiamo diventare tutti vegani, ma solo perché queste carni vengono allevate chimicamente e tendono a rilasciare quantità esagerate di tossine nei nostri corpi che ci portano all'insorgere di gravi malattie. Dovremmo evitare anche le cotture troppo articolate, come le fritture o i sughi che richiedono un lungo tempo, perché modificano inevitabilmente le proprietà degli alimenti.

Quindi, dobbiamo prediligere tutto ciò che è biologico e semplice e nel corso delle prossime pagine, capiremo bene perché.

Fatta questa premessa, vediamo quali sono i cibi e le abitudini alimentari più favorevoli per ogni singolo chakra.

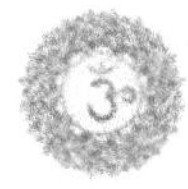 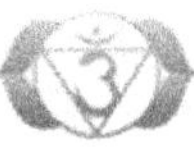 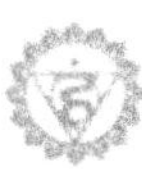 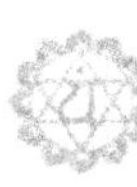  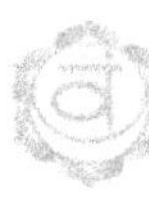 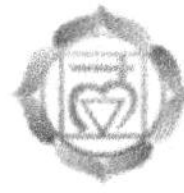

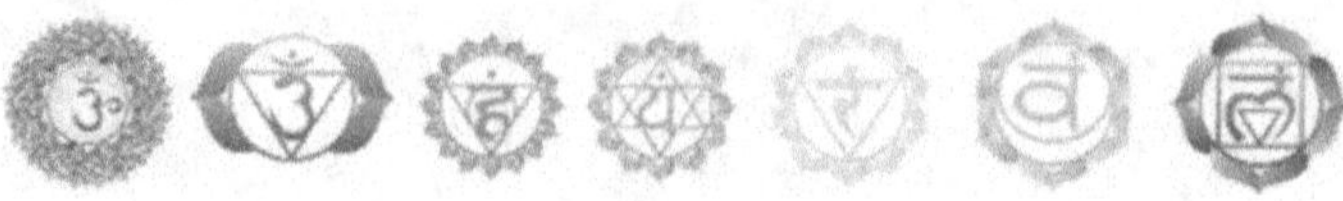

CHAKRA 1

Radicamento e protezione: nutrire il chakra della radice

Molti problemi alimentari si intrecciano con la nostra capacità di sentirci sicuri, protetti, in grado di fidarci, di essere radicati e presenti. Senza una solida base come la fiducia e la sicurezza, potremmo non fidarci degli istinti del nostro stesso corpo riguardo al mangiare. In effetti, ho osservato che la maggior parte delle persone non è in contatto con il proprio corpo. Non sono nel momento presente e, per sentirsi radicati, alcune persone scelgono di mangiare, a volte nella misura in cui finiscono con la sensazione opposta che si intendeva - si sentono distaccate dai loro corpi o frammentate.

La parte della nostra energia che ha una risonanza fisica profonda e terrena ed è collegata a questi problemi fondamentali di sopravvivenza e del corpo fisico, è proprio il chakra della radice. Un chakra della radice sano si traduce nella capacità di sopravvivere adeguatamente nel mondo senza essere afflitto dalla paura di procurarsi da vivere. I nostri problemi relativi al chakra della radice

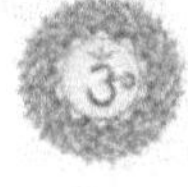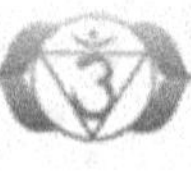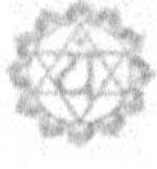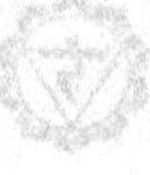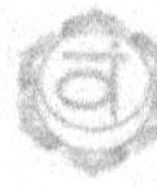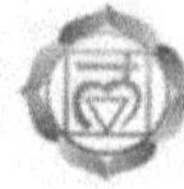

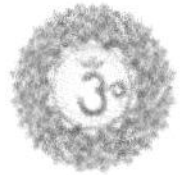 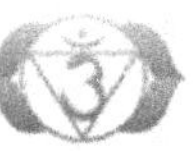 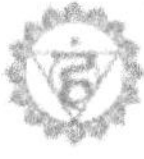 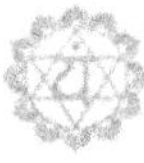 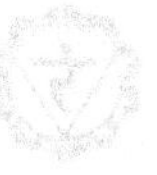 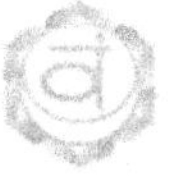 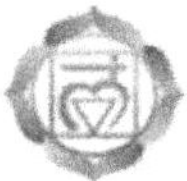

vengono in primo piano quando iniziamo a mettere in discussione la nostra capacità di provvedere alle necessità della vita, compresi i pasti.

Il chakra della radice rappresenta anche i confini e il supporto nelle nostre vite. È responsabile dell'energia dei sistemi corporei che ci forniscono la struttura fisica, permettendoci di stabilire un contatto tangibile e significativo con la Terra. Queste parti anatomiche comprendono articolazioni, ossa, muscoli, gambe e piedi. Il chakra della radice impone i confini del corpo tenendoci sotto controllo con un sistema di difesa interno ed esterno, incluso il sistema immunitario (strategia interna di "difesa") e la pelle (barriera esterna tra noi e gli altri). Come parte del sistema di difesa, il chakra della radice sovrintende all'azione delle ghiandole surrenali che ci consentono lo slancio di *combattere o fuggire* se sentiamo di essere in pericolo.

Come mangiare per promuovere un chakra della radice sano:

1. Poiché la maggior parte delle persone non è in contatto con il proprio corpo, può

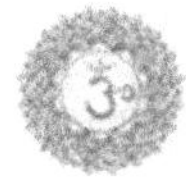 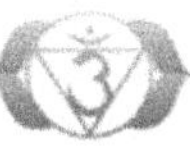 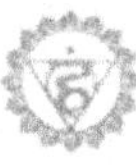 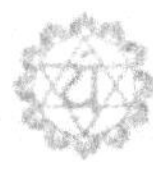 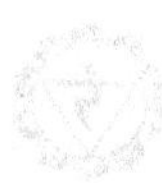 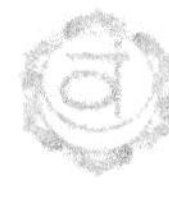 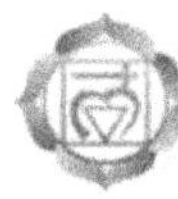

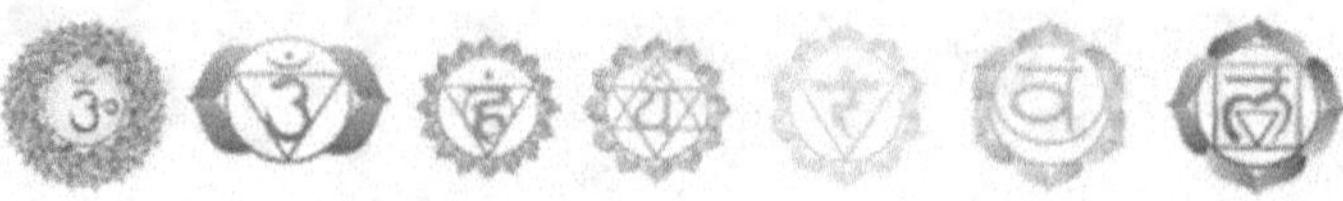

essere difficile per loro sapere quando mangiare. Cerca di entrare in contatto con l'ascolto del tuo corpo osservando il suo ritmo naturale piuttosto che il tuo ritmo imposto. Vedi se ci sono alcuni alimenti di cui il tuo corpo ha istintivamente bisogno semplicemente chiedendoti di cosa ha bisogno. Esercitati a fidarti della risposta. Nota se alcuni alimenti ti fanno sentire "a terra" o "senza terra".

2. Un numero sempre crescente di persone è in sovrappeso o obeso. Naturalmente, ci sono molti fattori che contribuiscono all'eccesso di peso corporeo, inclusi comportamenti di stile di vita come mangiare male ed essere sedentari. Tuttavia, se guardiamo più in profondità per scoprire alcune altre cause, potremmo scoprire che l'eccesso di peso può essere collegato al sentirsi *non* sicuri. Invece di nasconderci all'ombra del troppo cibo, possiamo tirar fuori il meglio di noi mangiando secondo i bisogni del nostro corpo. Esercitati a verificare con il tuo corpo le scelte alimentari. Che lingua usa il

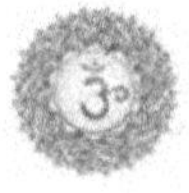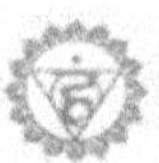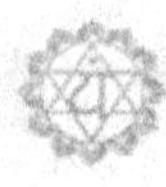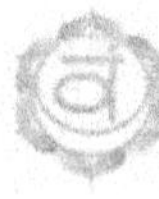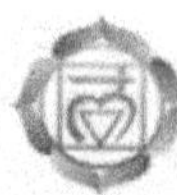

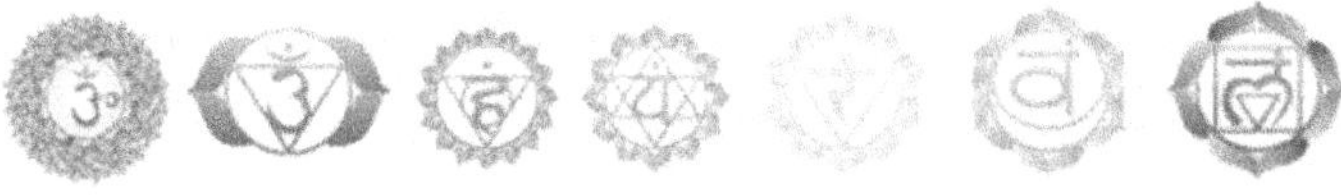

tuo corpo per dirti cosa mangiare e quando?

3. Il chakra della radice trasporta l'energia della "tribù" o della comunità - coloro che ti sono vicini. Quando non ci sentiamo al sicuro o sostenuti dalla tribù, potremmo non sentirci a nostro agio nel mangiare in una comunità o far parte delle tradizioni create da una famiglia. Di conseguenza, il *social eating* può essere un evento stressante, in particolare le riunioni di famiglia. Alcune strategie per superare questo disagio, possono includere la creazione di proprie tradizioni o il portare un proprio piatto da aggiungere a quelli presenti durante questi eventi. Pensa ai modelli di convinzioni sugli alimenti e sul cibo ereditati dalla tua famiglia e decidi se questi sono ancora validi per te. In caso contrario, crea nuovi schemi di credenza e applicali con il tuo nuovo modo di mangiare. Potresti creare una comunità di persone con pensieri simili ai tuoi in materia di alimentazione e riunirvi regolarmente per condividere un pasto.

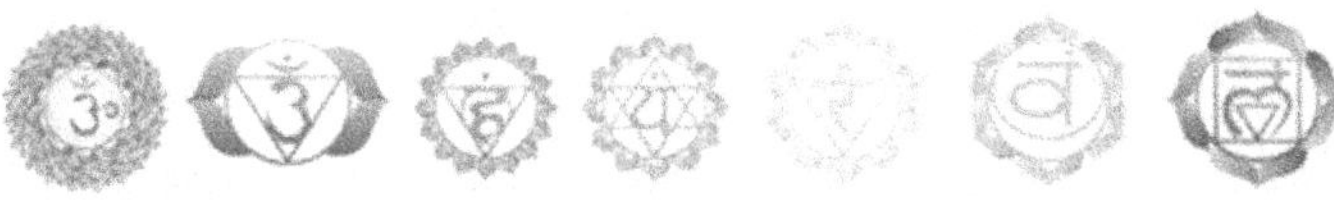

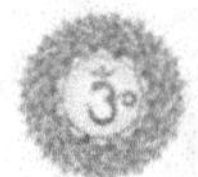 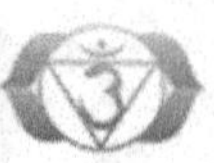  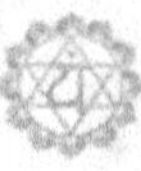 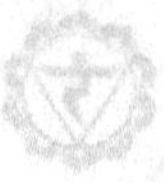 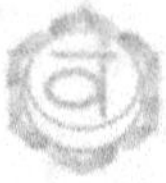 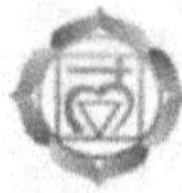

Alimenti per il radicamento a terra e la protezione:

- **Proteine:** le proteine ci aiutano a ristabilire e rafforzare la nostra connessione con la vibrazione terrena dentro di noi, riportandoci alle nostre radici. Ci fanno sentire movimenti pesanti e lenti, una sensazione di benvenuto se siamo in un momento di incertezza. Le proteine animali (Latticini, uova, carne, ecc.) sono particolarmente radicate poiché la loro origine proviene da alcune delle creature più radicate - animali che sono "*sicuri sui piedi*" e in contatto con il loro *Sé istintivo*. Le proteine vegetali (come quelle dei legumi) funzionano perfettamente per coloro che sono vegetariani. Attenzione: troppe proteine possono avere l'effetto contrario, creando letteralmente troppa rigidità, eliminando in definitiva la nostra struttura fisica.

- **Minerali:** i minerali, che sono composti stabili dalla crosta terrestre, impartiscono struttura e stabilità al corpo e ai meccanismi del chakra della radice. Ad

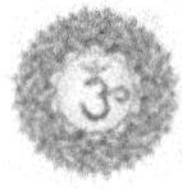 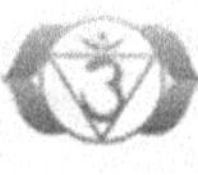  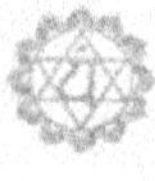  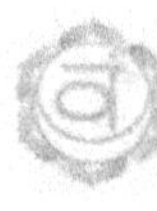 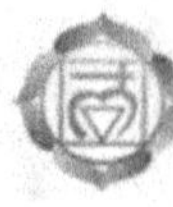

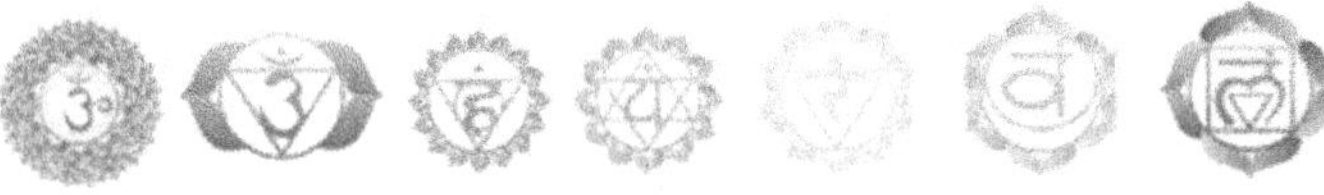

esempio, il calcio è necessario per uno scheletro forte. Il ferro è necessario per garantire che il corpo possa essere adeguatamente ossigenato e in grado di funzionare. Gli alimenti ricchi di minerali come i latticini ricchi di calcio sono nutrienti per il chakra della radice.

- **Ortaggi a radice:** questi ortaggi tenaci, crescono in profondità nella Terra oscura e silenziosa e incarnano l'energia terrestre. Gli ortaggi a radice ci aiutano a immergerci nel nostro nucleo interno e ad essere a nostro agio nella sua oscurità. Esempi includono barbabietole, patate e carote.
- **Alimenti di colore rosso:** un chakra della radice sano vibra a una frequenza simile al colore rosso. Pertanto, i cibi rossi forniscono la frequenza vibrazionale necessaria per aiutare a bilanciare il chakra della radice. A livello nutrizionale, gli alimenti rossi di solito contengono livelli relativamente alti di vitamina C, un nutriente utilizzato da diverse parti del corpo supervisionate dal chakra della radice come ossa, denti, pelle e ghiandole

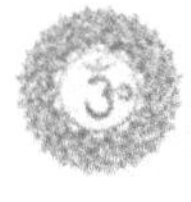
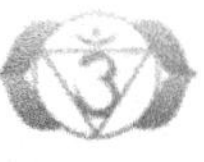
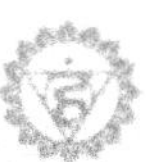
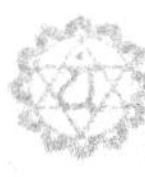
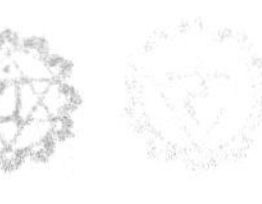
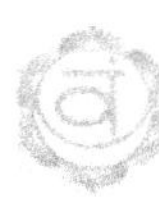
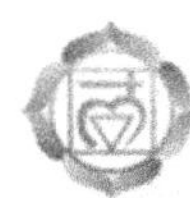

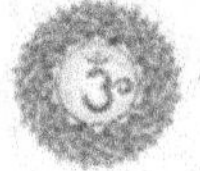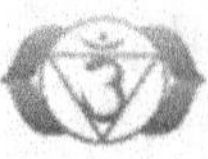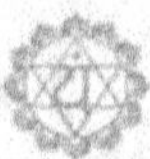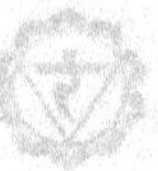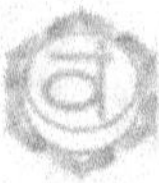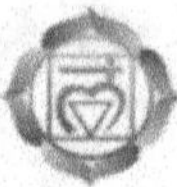

surrenali. Tra gli esempi ci sono pomodori, fragole, ciliegie.

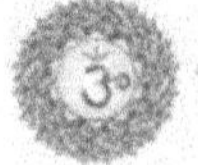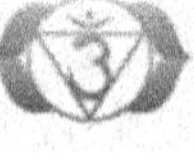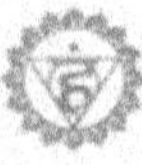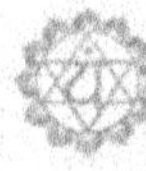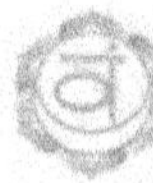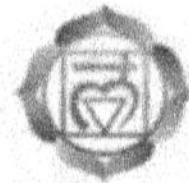

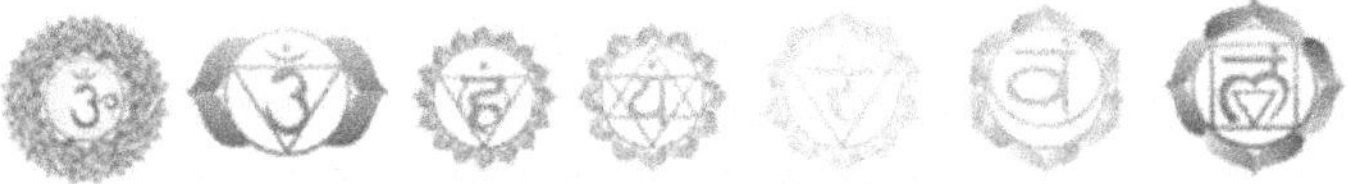

CHAKRA 2

Emozioni e creatività: nutrire il chakra sacrale

È stato stimato che oltre il 75% dell'eccesso di cibo può essere attribuito alle emozioni. Quando ci sentiamo fuori controllo con la nostra capacità di elaborare le emozioni, possiamo sentirci tentati di riempirle di cibo. Molte persone che incontro sperimentano episodi alimentari emotivi più o meno frequentemente. Le emozioni (altrimenti note come *"energia in movimento"*) sono intimamente intrecciate con il nostro spirito creativo. Se siamo creativi, potremmo avere un momento più facile nell'esprimere le emozioni perché siamo abituati al flusso di energia che scorre attraverso di noi. Quando perdiamo di vista la nostra creatività a causa della mancanza di tempo o a causa dello stress, influenziamo indirettamente la nostra capacità di esprimere le emozioni.

La parte della nostra energia che ha una risonanza organica, dinamica e fluente ed è collegata ai problemi fondamentali delle emozioni e della creatività, è conosciuta come chakra sacrale. Il

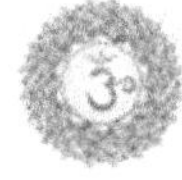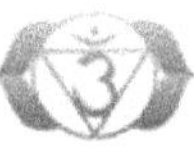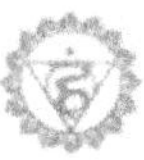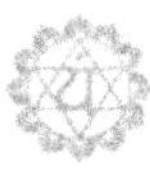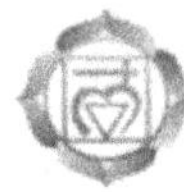

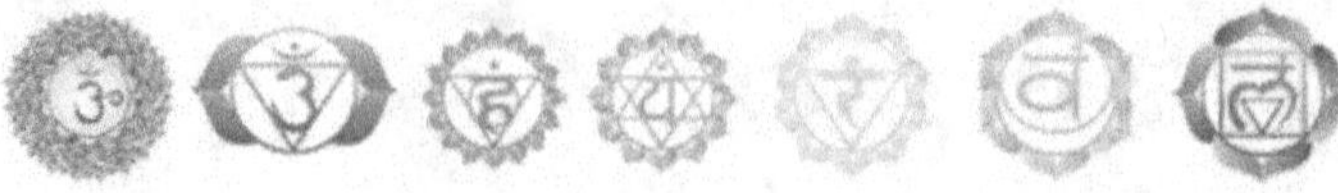

chakra sacrale, incastonato nella regione del basso ventre, ci unisce all'elemento acqua e al suo eterno stato di movimento e cambiamento. Un chakra sacrale sano si traduce in essere in grado di "*seguire il flusso*" della vita e di muoversi come la nostra espressione creativa ci chiama, senza giudizio. Un individuo che è in grado di esprimersi e di essere in sintonia con le sue emozioni, creatività, sensi e sogni è qualcuno che è in forte comunicazione con il suo chakra sacrale.

Poiché il chakra sacrale riguarda il movimento da un luogo di centralità, rappresenta il flusso e gli aspetti idrici del corpo. Ad esempio, il flusso di materiali all'interno e all'esterno delle cellule è determinato dalla presenza di grassi fluidi nella membrana cellulare. Inoltre, vi è anche il fluido nel quale vengono immerse le cellule - indicato come "fluido extracellulare" - che è responsabile di gran parte del trasporto di materiali tra le cellule. Ecco perché quando riceviamo un massaggio, ci sentiamo molto meglio, perché stiamo aiutando nella funzione "flusso" del corpo. È ancora più importante bere acqua (una sostanza chiave del chakra sacrale) dopo un massaggio per facilitare la rimozione delle tossine

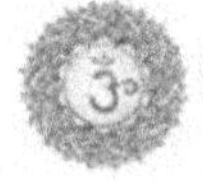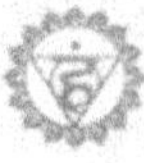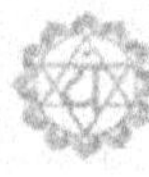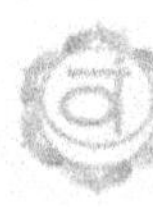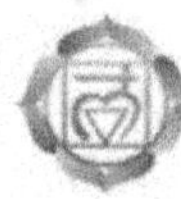

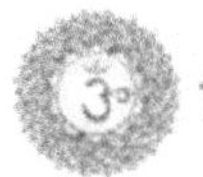 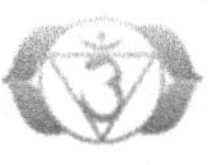 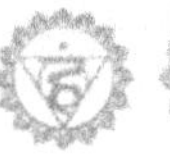 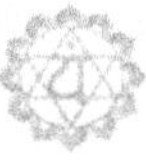  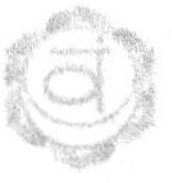 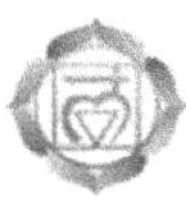

dal corpo. Le parti anatomiche associate alla funzione acquosa di questo chakra includono la vescica, i reni e l'intestino crasso (colon).

L'altro aspetto dell'anatomia supervisionato da questo chakra, riguarda quegli organi relativi alla creatività o alla creazione. Questo centro è particolarmente legato alle donne poiché ospita gli organi creativi delle ovaie, delle tube di Falloppio e dell'utero. Anche i fianchi e l'osso sacro (quindi, il chakra "sacrale") fanno parte dell'energia in questa zona del corpo.

Come mangiare per promuovere un sano chakra sacrale:

1. Nella nostra cultura attuale, siamo diventati commensali da cruscotto, mangiamo di fretta, nelle nostre auto sulla strada da e per il lavoro, lo shopping, oppure mentre vestiamo i nostri figli o altro. Un buon numero di noi vive praticamente nella propria auto o sono confinati in una certa struttura della vita che soffoca la creatività e le impedisce di preparare i pasti da sé, costringendoci ad acquistare alimenti già pronti per

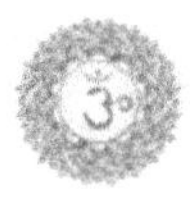 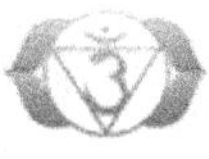 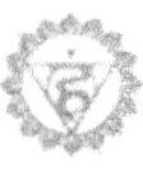 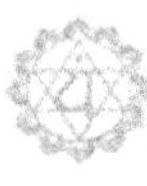  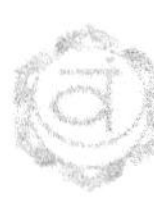 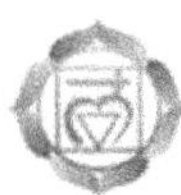

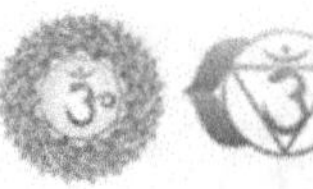  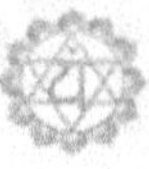 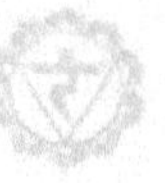  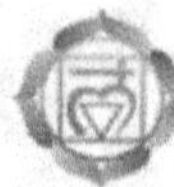

comodità. Il chakra sacrale ci dà il dono di creare un pasto, lascialo fiorire selezionando a mano le materie prime, disegnando un piatto in modo colorato, o persino inventando nuovi modi di mangiare, attraverso argenteria diversa o dipingendo la tua ciotola da cui mangiare. Le possibilità di creazione attraverso il cibo sono davvero infinite!

2. È comune mangiare senza l'assistenza del nostro team di sensi. Sintonizzati sul *qui-e-ora* quando selezioni, prepari o mangi cibo in modo da ottenere il massimo dalla tua esperienza alimentare. Quando siamo consapevoli di ciò che stiamo mangiando e facendo attraverso i nostri sensi, possiamo tendere a mangiare di meno perché la nostra esperienza di contatto con i nostri corpi sarà molto più appagante piuttosto che dover riempire con qualche altro boccone di cibo.

3. Una parte di noi vuole onorare il bambino dentro di sé, il che significa che dobbiamo approfittare di ogni momento di gioco, piacere e divertimento. A molti di noi, quando eravamo giovani, veniva detto di

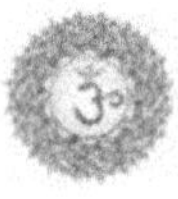 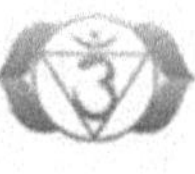  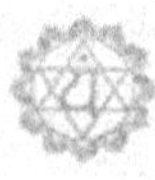 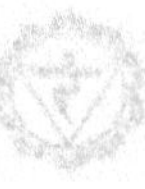 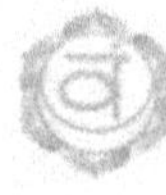 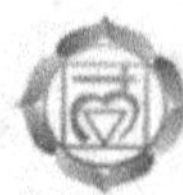

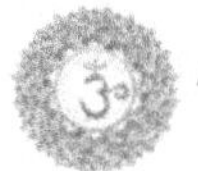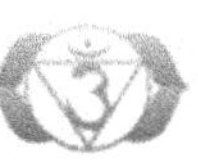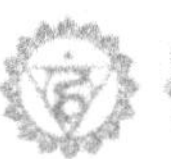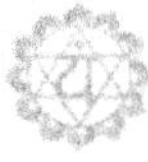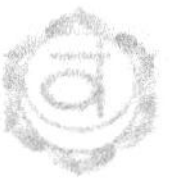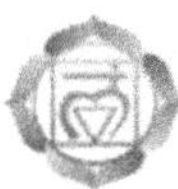

NON giocare con i nostri cibi. Il luogo sacrale del nostro chakra ci chiede di sederci nella mentalità del nostro io infantile e di giocare con il cibo come vorremmo!

Sostanze per sentimenti e flusso:

- **Acqua:** non c'è niente di più curativo che garantire che i nostri corpi siano adeguatamente idratati. È una delle cose più semplici che possiamo fare, eppure la maggior parte di noi trascura la sua importanza. Siamo composti per il 60-80% di acqua e l'elevato contenuto di acqua è responsabile di aiutarci a fluire internamente. Non solo è essenziale bere acqua, ma mangiare cibi ricchi di acqua, come frutta e verdura, sosterrà il chakra sacrale. Cerca di consumare almeno 6-8 bicchieri di acqua al giorno, da sorseggiare tutto il giorno in modo da mantenerti idratato.
- **Grassi e oli:** quante persone conosci che sono *"grasso-fobiche"* o hanno paura di mangiare grasso perché pensano di ingrassare? Sfortunatamente, la tendenza

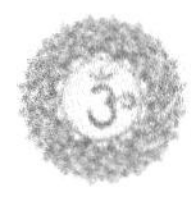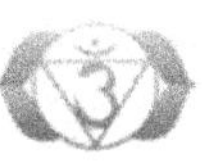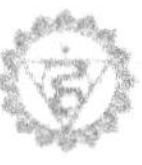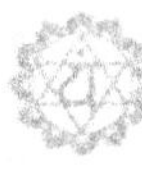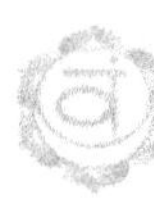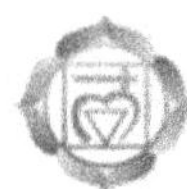

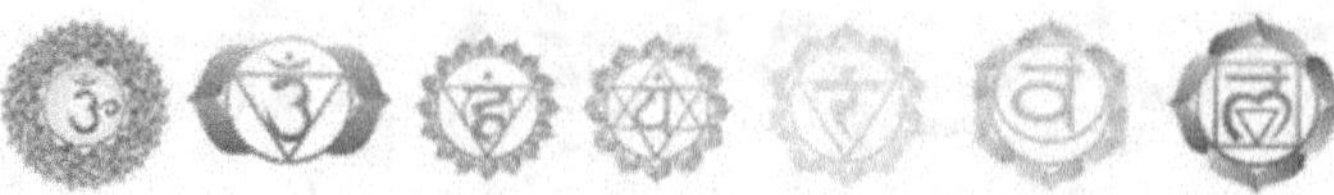

a basso contenuto di grassi dei primi anni '90 ha portato al persistere di false nozioni sul ruolo del grasso nella dieta. Se ci mancano alcuni grassi che il nostro corpo non può produrre (chiamati "*acidi grassi essenziali*"), allora la nostra pelle diventa secca e squamosa, il nostro comportamento cambia, diventiamo più irritabili e depressi e non riusciamo ad imparare. Questi grassi essenziali sono grassi fluidi che sono necessari alle membrane cellulari per funzioni importanti. Assicurati di assumere abbastanza grassi omega-3 fondamentali: olio di semi di lino, salmone, foglie, verdure verdi, noci.

- **Pesce:** il salmone è uno degli alimenti ideali per il chakra sacrale poiché è un alimento che incarna l'elemento acqua (che governa il chakra sacrale) ed è composto da grassi essenziali e fluidi. Inoltre, la sua carne è di colore arancione, che fornisce la vibrazione ottimale per il chakra sacrale.

- **Alimenti di colore arancione:** un chakra sacrale sano vibra ad una frequenza simile

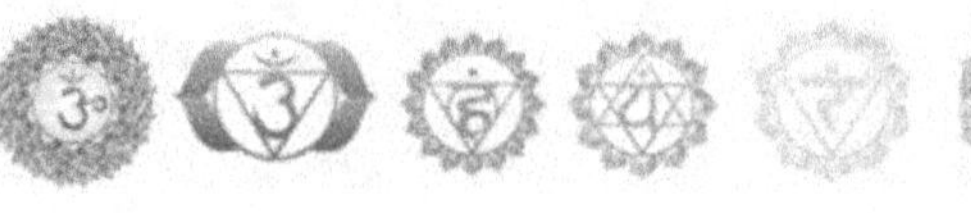

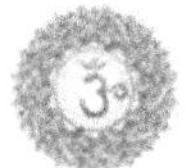 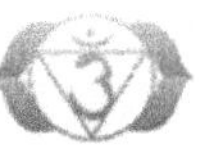 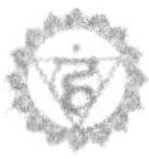 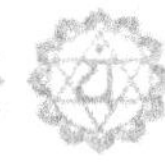 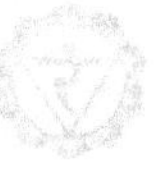 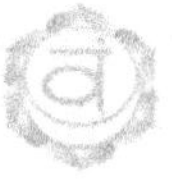 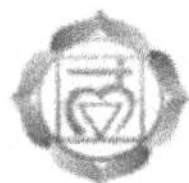

al colore arancione. Pertanto, i cibi di questo colore forniscono la frequenza vibrazionale necessaria per aiutare a bilanciare questo chakra. A livello nutrizionale, gli alimenti arancioni contengono solitamente livelli relativamente alti di carotenoidi (ad esempio il beta-carotene), una famiglia di nutrienti che possono essere incorporati nelle membrane cellulari per la protezione dai radicali liberi. Esempio: carote, zucca, mandarini.

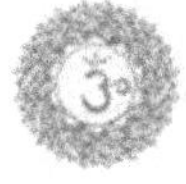 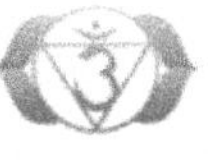 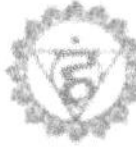 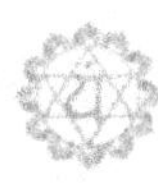  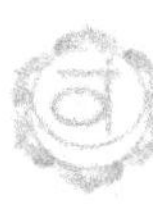 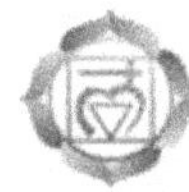

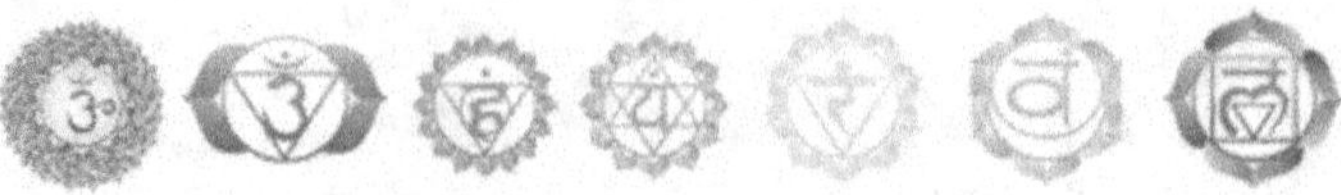

CHAKRA 3

Energia e trasformazione: nutrire il chakra del plesso solare

Viviamo in una società affamata di potere e piena di stress che si aspetta sempre di più da noi. La nostra capacità di mantenere l'equilibrio nel mezzo del caos diventa sempre più difficile quando le esigenze e le responsabilità iniziano ad accumularsi. Cerchiamo di accogliere e mantenere il controllo dicendo "sì" quando intendiamo veramente "no" e dopo un po' ci sentiamo carichi di impegni e gli eventi quotidiani diventano faticosi. Alla fine, collassiamo in totale sfinimento. Quando viene assorbita una quantità eccessiva di energia, potrebbe esserci l'incapacità di integrare questa energia con il sé. Spesso, lo squilibrio si manifesta come aumento di peso nell'addome, in particolare quando l'individuo assorbe energia e non può bilanciare l'assunzione con l'uscita. L'epidemia nazionale di obesità è dovuta, in parte, allo squilibrio collettivo che molte persone stanno vivendo. Ora siamo arrivati a mangiare fuori dalle nostre macchine, mangiare in fuga, mangiare cibi che ci esauriscono

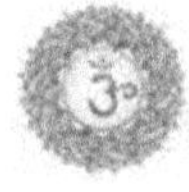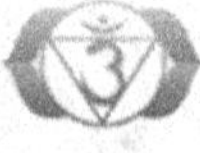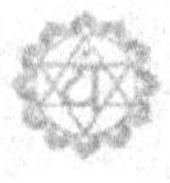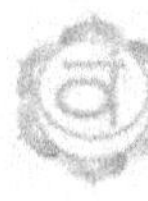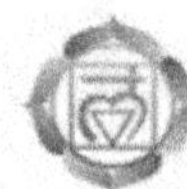

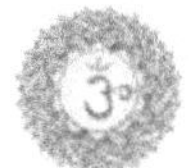 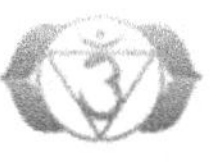 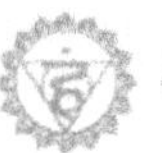 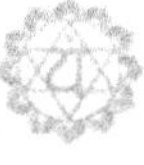  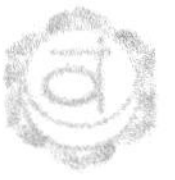 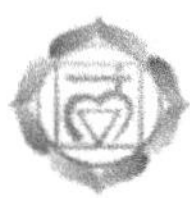

ulteriormente solo per ottenere energia rapida per impedirci di rimanere a corto di energia.

La parte della nostra energia che ha una risonanza infuocata e trasformativa ed è collegata ai problemi fondamentali dello scambio di energia è conosciuta come il chakra del plesso solare. Il chakra del plesso solare, che si trova al centro del busto, sotto il diaframma, ci collega all'elemento fuoco e alla sua capacità di catalizzare reazioni energetiche nel mondo esterno. Questo è il centro con il quale viviamo la nostra vita esteriore e la parte energetica di noi che è più spesso squilibrata. Un chakra del plesso solare sano si traduce in uno scambio integrato e potente di energia dentro e fuori i corpi fisici ed energetici in un modo che genera lo splendore della "presenza". Sono sicuro che tutti sappiamo quando qualcuno incarna l'essenza della "presenza": camminano con sicurezza in una stanza e la illuminano con lo splendore del loro plesso solare.

Dal momento che il chakra del plesso solare riguarda la trasformazione e lo sfruttamento dell'energia, sovrintende agli organi digestivi: esofago, stomaco, pancreas, intestino tenue,

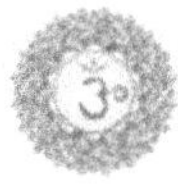 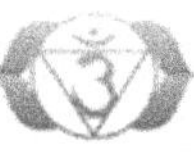 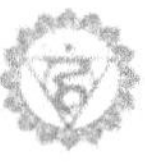 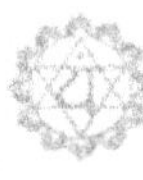  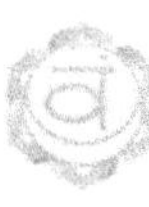 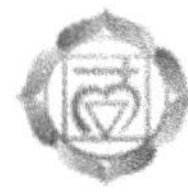

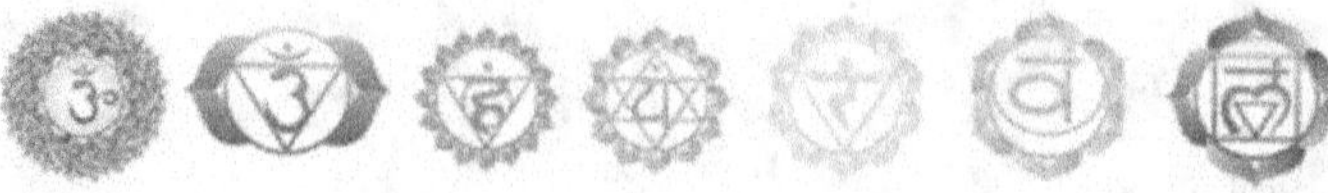

fegato e cistifellea. È il fulcro della nostra relazione fisica con il cibo e rappresenta lo scambio di informazioni con il cibo e la capacità dei nostri corpi di decodificare le informazioni in energia, sia fisica che energetica. I nutrienti segnalano una trasformazione in tutto il nostro corpo nota come metabolismo, la somma delle reazioni di accumulo e di degradazione. Su un livello più piccolo, comprende il funzionamento della "centrale elettrica" della cellula - i mitocondri - che ha la capacità di estrarre ATP (o energia) dalle reazioni metaboliche.

Come mangiare per promuovere un chakra del plesso solare sano:

1. Spesso perdiamo di vista il nostro innato senso di fame fisica e rispondiamo agli stimoli fisici dei nostri corpi. Potremmo dimenticare di mangiare, oppure potremmo mangiare troppo senza accorgercene. Attingendo al nostro ritmo interno per mangiare e mangiando regolarmente, aiuteremo noi stessi a mantenere il nostro potere interno piuttosto che cedere ad alimentazione irregolare, eccessiva o deficitaria. Valuta la

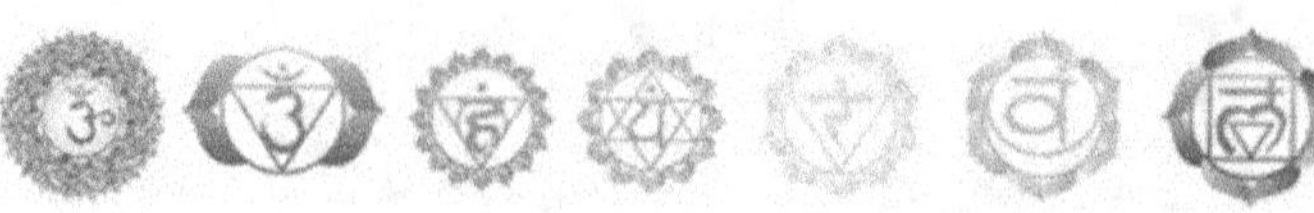

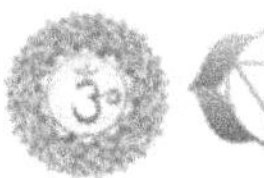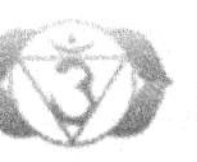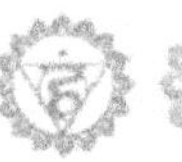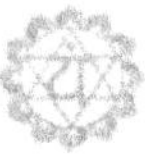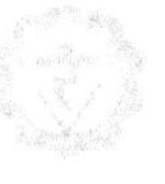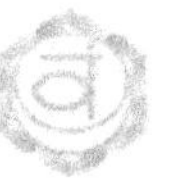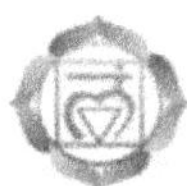

tua fame prima e dopo aver mangiato per attingere a come stai mantenendo le tue riserve di carburante. Se ti ritrovi "imbottito" dopo un pasto, potresti aver inondato il tuo plesso solare, ponendo un ulteriore onere per l'elaborazione. Punta a circa l'80% di pienezza, che ti permetterà di fare una passeggiata leggera dopo aver mangiato.

2. Potresti ritrovarti a mangiare cibi anche se sai che ti fanno male. Ad esempio, gli zuccheri sono ovunque - nei condimenti per insalate, ketchup, salse - anche se danno una prima esplosione di energia, a lungo termine ti prosciugheranno a causa dei continui picchi di glucosio (zucchero) e insulina (ormone che elabora il glucosio nel sangue). Evita i dolcificanti artificiali che ti preparano per ulteriori voglie e squilibri metabolici.

3. Potresti iniziare creando prima un programma alimentare regolare - mangiare piccoli pasti 4-6 volte al giorno - in modo da poterti riqualificare per entrare in contatto con il tuo ritmo alimentare. Gli studi hanno dimostrato che

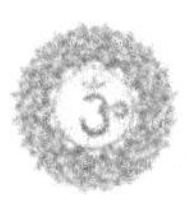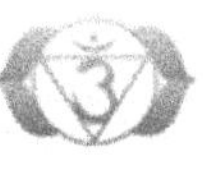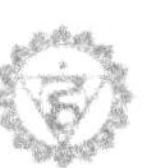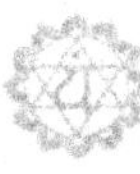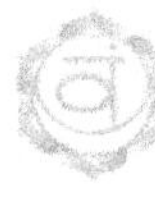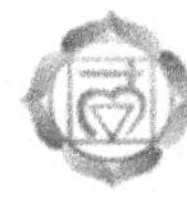

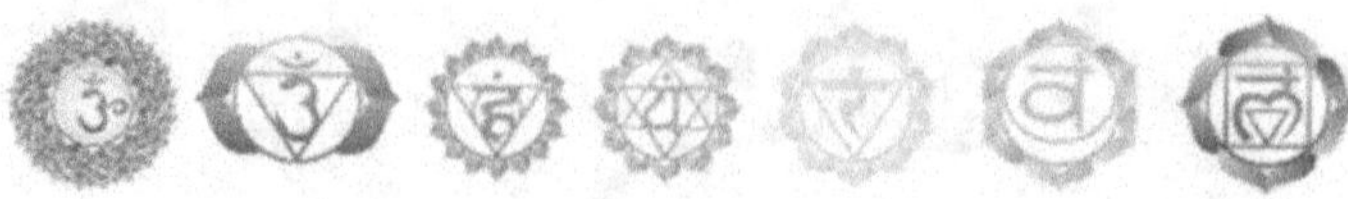

mangiare pasti più frequenti durante il giorno ci aiuta a mantenere costante il livello di zucchero sano nel sangue e, quindi, fornisce più energia. Nutrirti più regolarmente ti assicurerà di avere il carburante di cui hai bisogno per andare avanti senza soccombere a voglie o cali di energia.

Cibi per energia e trasformazione:

- **Carboidrati:** i tre chakra inferiori si collegano all'energia del trio di macronutrienti: il chakra della radice si fissa alle proteine, il chakra sacrale scorre con i grassi e il chakra del plesso solare risuona con carboidrati. I carboidrati variano in quantità e qualità nella dieta. Se mangiamo troppi carboidrati, appesantiamo il nostro plesso solare. Se ne mangiamo troppo pochi, non lo dotiamo dell'energia di cui ha bisogno per avere slancio e direzione. La chiave è anche ottenere la migliore qualità di carboidrati - dagli alimenti interi piuttosto che dagli alimenti trasformati, raffinati, che sono

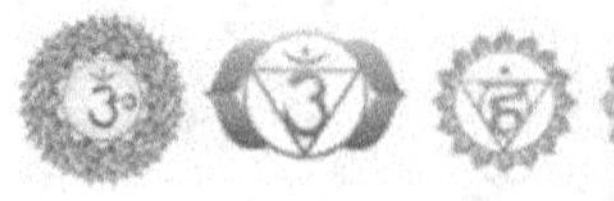

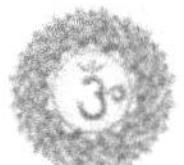 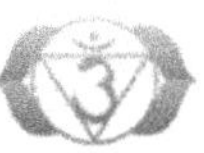 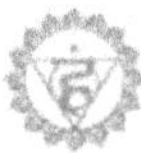 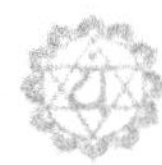  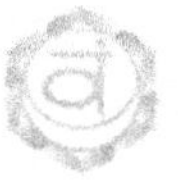 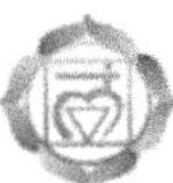

stati privati di sostanze nutritive essenziali.

- **Fibre:** il contenuto di fibre è un buon indicatore della quantità di energia sostenuta che il tuo corpo riceverà dai carboidrati. Se un alimento è ricco di fibre, nel tempo riceverai adeguate quantità di energia per alimentare le tue azioni. Se un alimento è povero di fibre e ricco di zuccheri semplici, la tua energia sarà irregolare - inizialmente sarà molto alta ma poi precipiterà. L'obiettivo di un chakra del plesso solare sano è quello di mangiare cibi bilanciati, ad esempio frutta, noci, cereali integrali, legumi e verdure.

- **Alimenti di colore giallo:** un chakra del plesso solare sano vibra ad una frequenza simile al colore giallo. Pertanto, i cibi gialli forniscono la frequenza vibrazionale necessaria per aiutare a bilanciare questo chakra. A livello nutrizionale, gli alimenti gialli di solito contengono livelli relativamente alti di antiossidanti. Gli esempi includono limoni, peperone giallo, mais fresco o farina di mais.

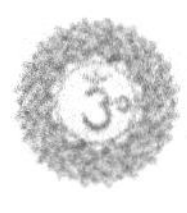 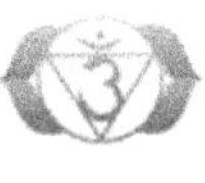 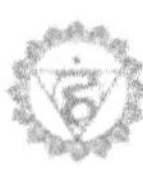 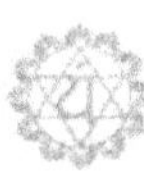  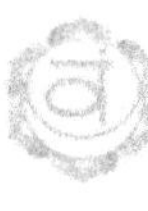 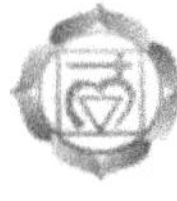

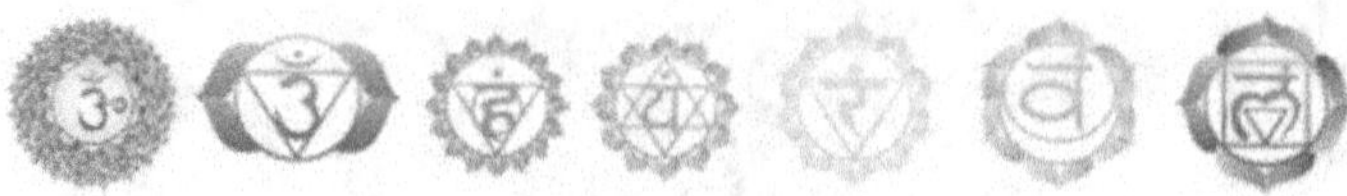

CHAKRA 4

Amore e Compassione: Nutrire il Chakra del cuore

Non esiste cibo più grande dell'amore. Gli esseri umani prosperano su di esso. Ci nutriamo di simboli del cuore disegnati su magliette, adesivi per paraurti, libri e carte. I nostri discorsi sono disseminati dalla parola "amore". Il significato della parola "amore" può essere esteso, partendo dall'amore romantico, verso l'amore platonico e l'amore familiare. Senza dubbio, il cuore è il centro della nostra vita. In effetti, nella medicina tradizionale cinese, il cuore è indicato come il "*sovrano*" del corpo che ospita l'anima della persona. Tutta l'enfasi che è stata posta sull'intelletto per così tanti anni si sta dimostrando fuori luogo, dato che recenti ricerche mostrano che il cuore genera un campo più significativo del cervello.

In diverse culture, il cibo è usato per dimostrare amore. Pensa a tutte le scatole di cioccolatini scambiate per San Valentino. Le coppie che escono per un appuntamento generalmente trascorrono il loro tempo insieme mangiando. Le

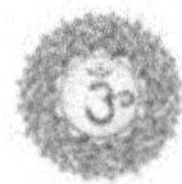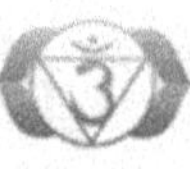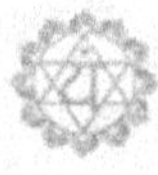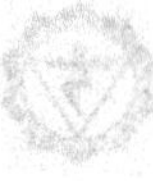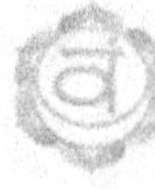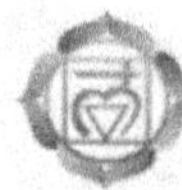

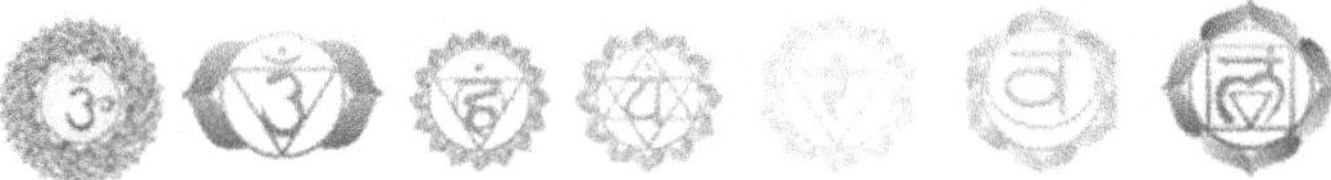

madri cuociono biscotti per i loro figli. Il messaggio che ne viene è che se ci prendiamo cura di qualcuno, condividiamo il cibo con lui, sia che lo prepariamo, sia che lo serviamo o anche solo mangiando insieme. Il nostro amore viaggia attraverso il condotto del cibo. Inoltre, possiamo trascurare l'amore per noi stessi, ma è attraverso l'atto del mangiare che mostriamo che apprezziamo e amiamo i nostri corpi. Le tradizioni religiose hanno usato la frase "*Il tuo corpo è il tuo tempio*". In effetti, amare e prendersi cura di se stessi implica fornire ai nostri corpi nutrimento di qualità.

Il cuore è il fulcro interiore da cui la nostra esperienza alimentare si bilancia. Senza una solida base d'amore e un cuore libero e aperto, non siamo in grado di assimilare amorevolmente qualsiasi quantità o qualità di nutrienti che ingeriamo, non importa quanto possano essere puri ed adeguati per il nostro corpo. Le persone che si preoccupano di ottenere il giusto equilibrio di calorie, proteine, carboidrati e grassi sono alloggiate nel fango terroso dei chakra inferiori: questo non è il modo migliore e unico per avvicinarsi al nutrimento. Se mangiamo con un

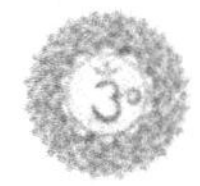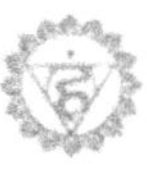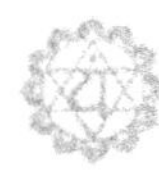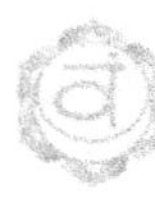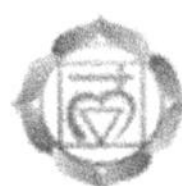

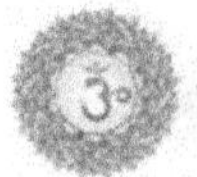 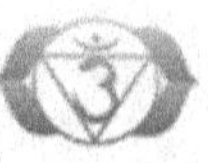  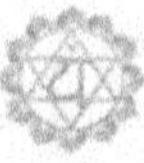 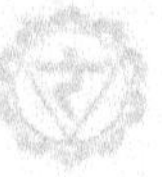 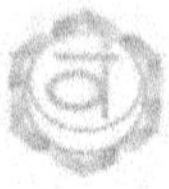 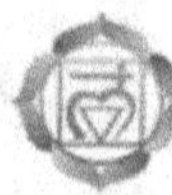

cuore aperto, amplifichiamo gli effetti curativi degli alimenti rispetto al mangiare da un luogo di non amore. Il messaggio da portare a casa è che se non ingeriamo il nostro cibo con amore, affamiamo i nostri cuori e, in definitiva, il nostro spirito.

La parte della nostra sottile anatomia che si collega al cuore è chiamata chakra del cuore. Al chakra del cuore appartengono anche polmoni, seno, spalle, ascelle, braccia, polsi e mani. Le braccia e le mani sono un'estensione del chakra del cuore, poiché ci forniscono la capacità di raggiungere, ricevere e dare. Il tatto è il senso associato al chakra del cuore. Inoltre, la rete dei vasi sanguigni e la circolazione del sangue in tutto il corpo sono collegate al chakra del cuore.

Il chakra del cuore è diverso dai tre chakra inferiori in quanto ha più di una qualità dell'aria associata ad esso, piuttosto che qualche elemento che sia concreto e fisico. Entrare nel territorio del chakra del cuore è come entrare in un altro universo, vasto, cosmico e infinito. Alcune tradizioni percepiscono il chakra del cuore come il punto centrale in cui corpo e anima, cielo e terra si incontrano. Quando il nostro chakra del cuore

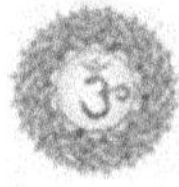 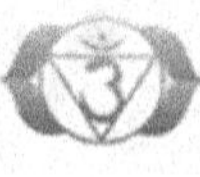  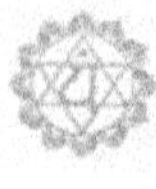 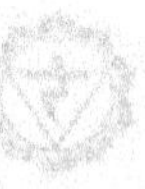 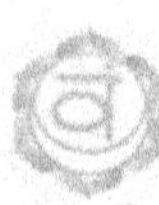 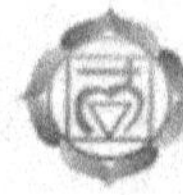

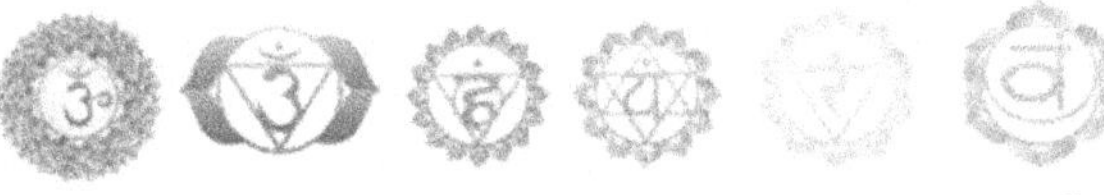

batte al ritmo ottimale, siederà comodamente e pacificamente su un trono circondato da amore, sentimento e discernimento. Come il chakra sacrale, il chakra del cuore lavora con le emozioni, ma a un livello diverso: traduce le emozioni grezze spinte dalla ruota selvaggia del chakra sacrale in un arazzo di sentimenti puri con una base di saggezza. È comune pensare a qualcuno con un "cuore aperto" come un dono infinito e un sacrificio di sé; tuttavia, un chakra del cuore ben sviluppato implica l'amorevole discernimento e distacco come la più alta espressione dell'amore - questa è "*saggezza emotiva*".

Come per il chakra del plesso solare, il chakra del cuore può facilmente trovarsi in overdrive, dando senza un giusto equilibrio di ricezione - donne, soprattutto madri, sono di solito in questa posizione. Tuttavia, un chakra del cuore sano ed equilibrato può armonizzare i sentimenti e l'amore per gli altri senza compromettere l'espressione dei sentimenti e l'amore per se stessi. Coloro che sono veramente attinti alla loro sorgente d'amore lasceranno che le loro emozioni siano il loro principio guida per il processo

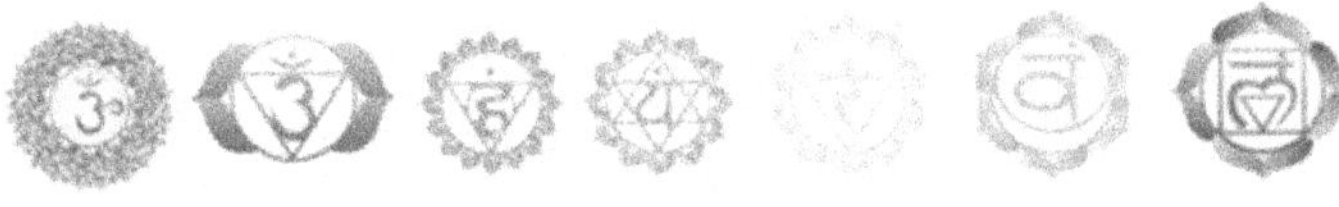

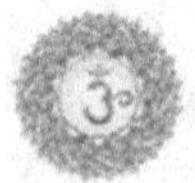 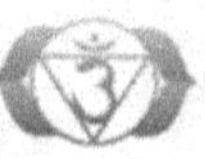  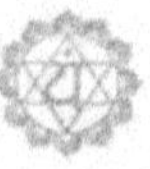 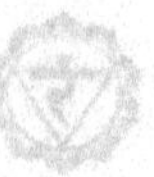 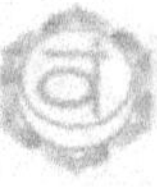 

decisionale, in altre parole "seguiranno il loro cuore".

Come mangiare per promuovere un chakra del cuore sano:

1. Coltivare, mangiare e servire il cibo con amore e gratitudine. C'è una buona probabilità che tu abbia cucinato un pasto con amore o che tu abbia mangiato un piatto amorevolmente creato, preparato e servito a te. Senza dubbio, l'amore è la più alta vibrazione terrena possibile. Quando il cibo è marinato nell'amore, è saturo di un'alta vibrazione, ed è più dolce e saporito. Le persone che acquistano alimenti coltivati biologicamente affermano che hanno un sapore migliore degli alimenti coltivati convenzionalmente, anche quando non sanno quale sia quale se messi a confronto. Esiste certamente un elemento di "amore" che sembra andare nel giardinaggio biologico che non si trova nell'agricoltura industriale di massa. E quando facciamo la selezione per il cibo biologico, stiamo attivamente attingendo al lignaggio

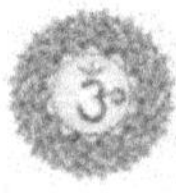 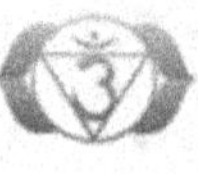  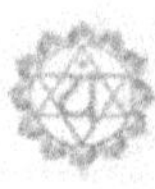 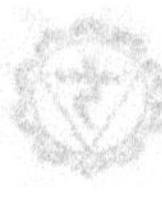 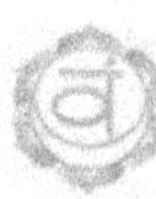 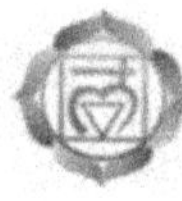

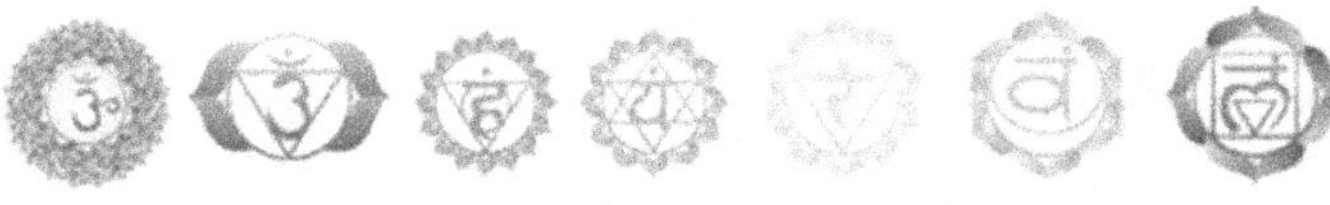

energetico dell'amore che è cresciuto nel cibo impartito da sole, stelle, luna, cielo, agricoltore e mietitore.

2. Condividere i pasti con gli altri. L'amore cresce quando lo condividiamo. Amando gli altri, non ci esauriamo mai dell'amore. Condividere i pasti con gli altri alimenta il nostro chakra del cuore. Più condividiamo, più nutrimento è disponibile per tutti. Prova a invitare gli altri a mangiare e provare nuove ricette: questo è il pasto perfetto per il chakra del cuore. Mangiare in un ambiente comune è importante per noi come esseri umani in quanto siamo interdipendenti l'uno con l'altro. Le nostre vite nella loro essenza riguardano veramente il dare e ricevere l'amore. Quando costruiamo muri di isolamento o separazione intorno a noi, chiudiamo il chakra del cuore. Mangiare con gli altri fa fiorire il cuore di gioia, specialmente quando i pasti sono preparati e consumati insieme.

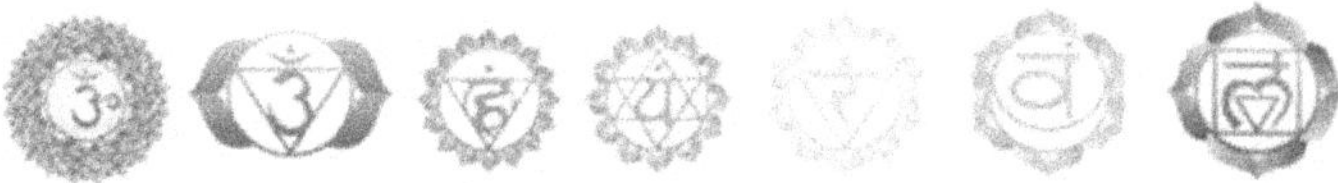

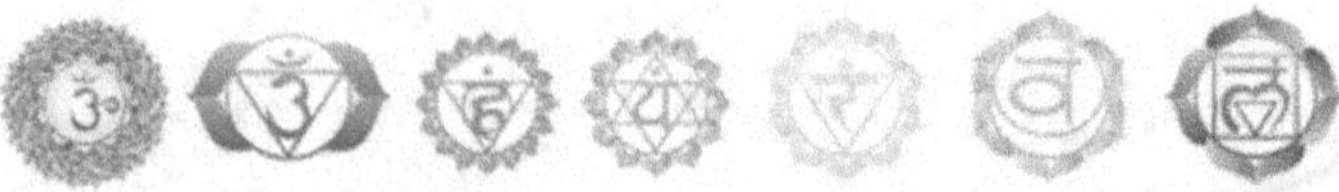

Alimenti per Amore e Compassione:

- **Verdure:** i tre chakra inferiori ruotano attorno all'universo macronutriente. Il chakra del cuore non si nutre di calorie da queste "grandi pistole" nutrizionali. Piuttosto, ama assumere cibi vegetali a causa della loro complessità. Le piante sono alcune delle forme di vita più tenaci del pianeta: sono confinate in un posto e sono in grado di sopravvivere, una qualità molto simile a quella racchiusa nell'essenza del chakra del cuore, *"l'amore vince su tutto"*.

- **Verdure crocifere:** naturalmente, le verdure, nel loro insieme, parlano chiaramente al chakra del cuore e gli forniscono ciò di cui ha bisogno per essere espansivo e amorevole. Le verdure crocifere, come broccoli, cavolfiori e cavoletti di Bruxelles, sono particolarmente equilibranti per il chakra del cuore. Queste verdure sono multidimensionali e sono costruite su molti strati che si uniscono. Le verdure crocifere condividono un comune odore di

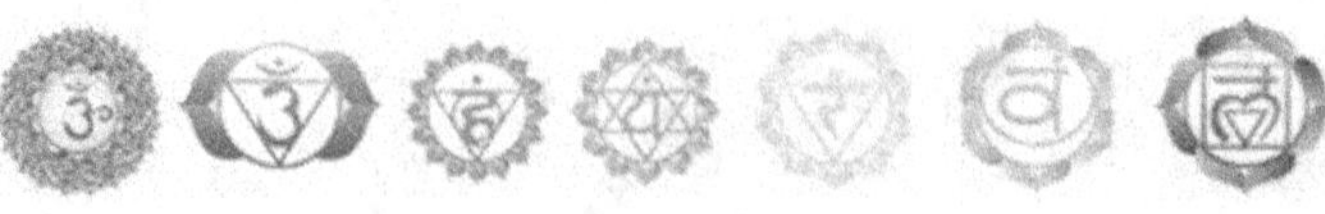

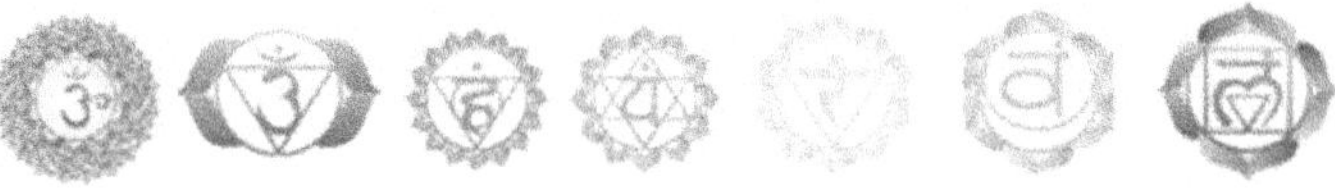

zolfo ad indicare che sono efficaci nel proteggere il corpo dalle tossine. I composti contenenti zolfo come quelli presenti nei broccoli, agiscono come agenti disintossicanti nel corpo. Lavorano insieme all'intestino e al fegato (controllati dal plesso solare e dai chakra sacrali) per liberare il corpo dai contaminanti.

- **Alimenti di colore verde:** un chakra del cuore sano vibra ad una frequenza simile al colore verde. Pertanto, i cibi verdi forniscono la frequenza vibrazionale necessaria per aiutare a bilanciare questo chakra. A livello nutrizionale, gli alimenti verdi di solito contengono livelli relativamente alti di antiossidanti come la clorofilla che è la regina degli antiossidanti a base vegetale. Inoltre, gli alimenti verdi contengono un nutriente essenziale noto come acido folico. Questo nutriente, insieme alla vitamina B6 e B12, è necessario per abbassare i livelli di un composto reattivo noto come omocisteina nel sangue. Gli studi indicano che esiste una correlazione tra i livelli di omocisteina nel sangue e l'incidenza delle malattie

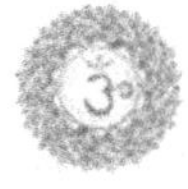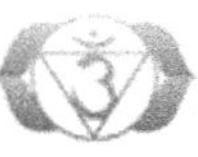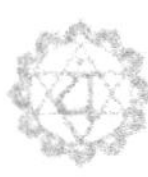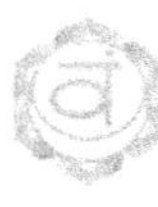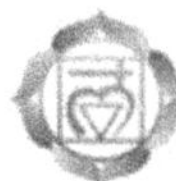

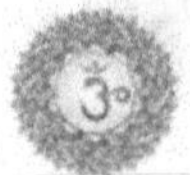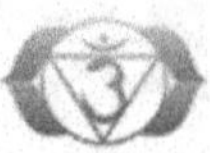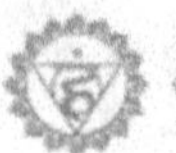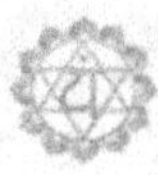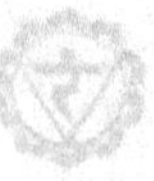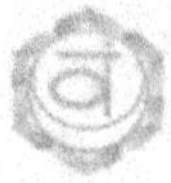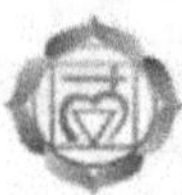

cardiache. Quindi sì ad avocado, lime, lattuga e soia fresca.

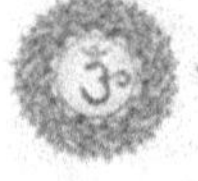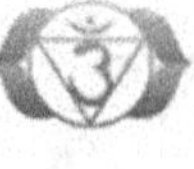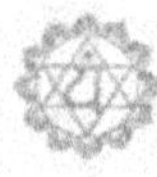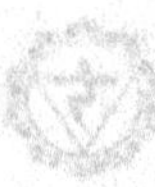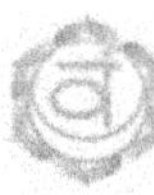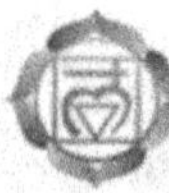

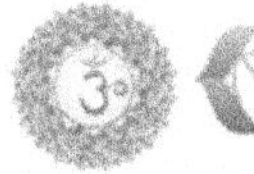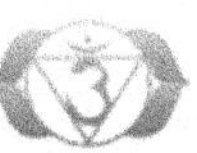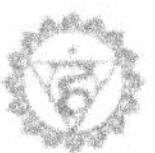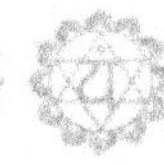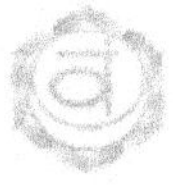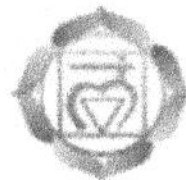

CHAKRA 5

Comunicazione e la verità: nutrire il chakra della gola

Come esseri umani, uno dei doni che possediamo è esprimere noi stessi. Siamo circondati dalla comunicazione nella vita di tutti i giorni quando parliamo al telefono, scriviamo una e-mail, ascoltiamo la radio, guardiamo la televisione o conversiamo di persona. Il veicolo della voce è uno dei mezzi di espressione più impattanti di cui siamo capaci. Dopotutto, non possiamo liberare completamente i pensieri caotici e grezzi e le emozioni che sorgono dentro di noi senza essere in grado di parlare, scrivere o comunicare in qualche modo. Pertanto, la nostra gola diventa un canale di sfogo per le passioni e i sentimenti del cuore.

I pensieri che facciamo e le parole che diciamo sono destinati a manifestarsi. Ma quante persone comprendono il potere delle loro parole? Parliamo autenticamente, dal profondo nostro vero interno? O ci ritroviamo intrappolati in bugie, inganni e condizionamenti? Come comunichiamo i nostri sentimenti e le nostre

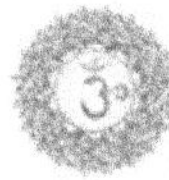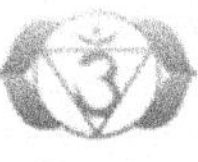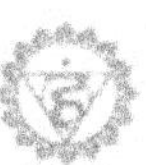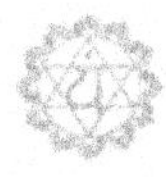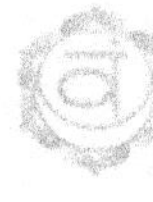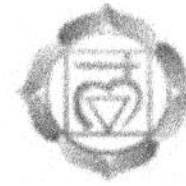

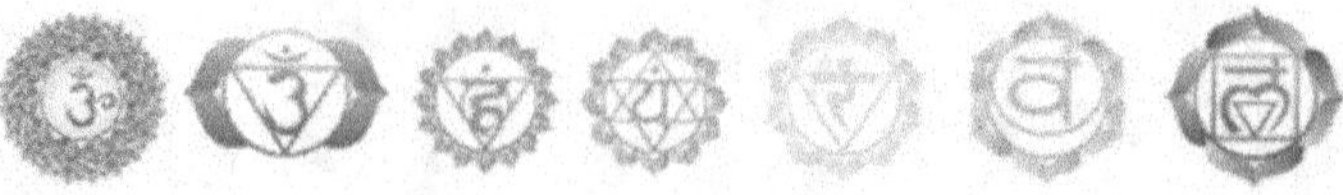

esigenze riguardo al mangiare? Restiamo in silenzio su questioni relative all'approvvigionamento alimentare - come la sicurezza degli alimenti, l'adulterazione di alimenti con additivi o la commercializzazione di alimenti non sani - o parliamo? Potresti aver visto le recenti pubblicità di fast food che mostrano splendide modelle rimpinzarsi di hamburger grassi. Questa è chiaramente una disconnessione e invia un messaggio di inautenticità alle persone che guardano: i bambini e gli adolescenti sono più vulnerabili ai messaggi inconsci che queste pubblicità stanno promuovendo. Mangiare quei cibi carichi di zucchero, grassi e sale non aiuterà qualcuno ad avere un corpo sano e perfetto. In realtà, come sappiamo, è esattamente il contrario.

Pertanto, è importante essere fedeli a noi stessi in tutti gli aspetti della nostra vita, anche quando si tratta di alimenti e cibo. Se non possiamo dire "*no*", potremmo trovarci in una situazione in cui dobbiamo mangiare determinati alimenti che non giovano al nostro corpo, alla nostra mente o al nostro spirito. La parte della nostra anatomia sottile che si collega alla comunicazione e alla voce è chiamata chakra della gola. Di questo

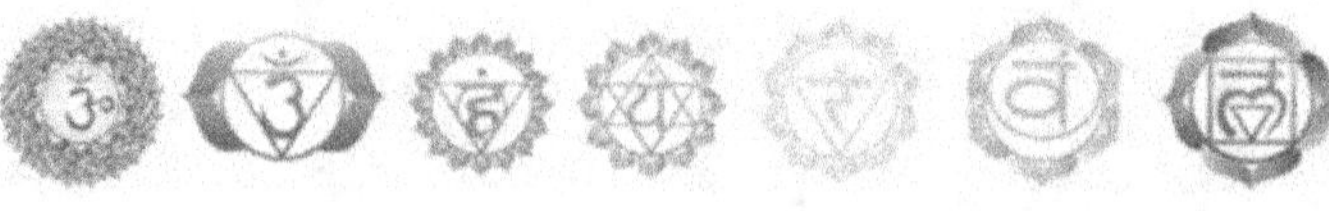

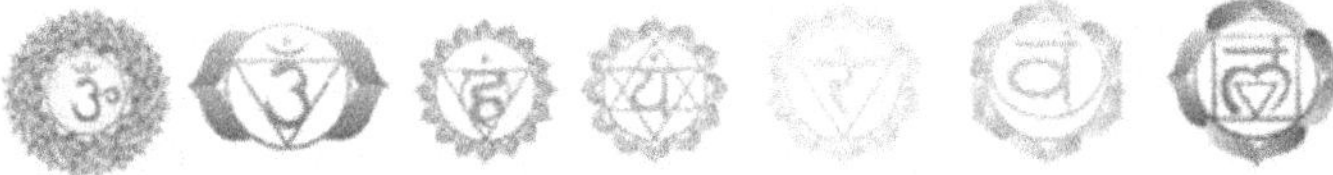

chakra fanno parte anche le orecchie, la bocca, il naso, la ghiandola tiroidea, le labbra e le guance. La capacità del naso di annusare, la lingua di gustare e le orecchie di sentire sono tutte contenute nelle vicinanze del chakra della gola. Pertanto, il chakra della gola è essenziale per la nostra connessione con il cibo. Serve da *gateway* per l'ingresso del cibo nel nostro corpo fisico. Il nostro intento per quel cibo è fissato nel chakra della gola, e il chakra della gola determina e sceglie gli alimenti che sono necessari per il nostro bene supremo.

Come per gli altri chakra, il chakra della gola può facilmente trovarsi in *overdrive*, parlando incessantemente senza senso, masticando o inghiottendo cibo senza pensare. Tuttavia, un chakra della gola sano ed equilibrato può armonizzare la verità e l'autenticità nell'intero essere parlando in modo chiaro e veritiero, mangiando consapevolmente e sincronizzando tutte le attività che si svolgono in quest'area concentrata: sentire, parlare, gustare, masticare, respirare e deglutizione.

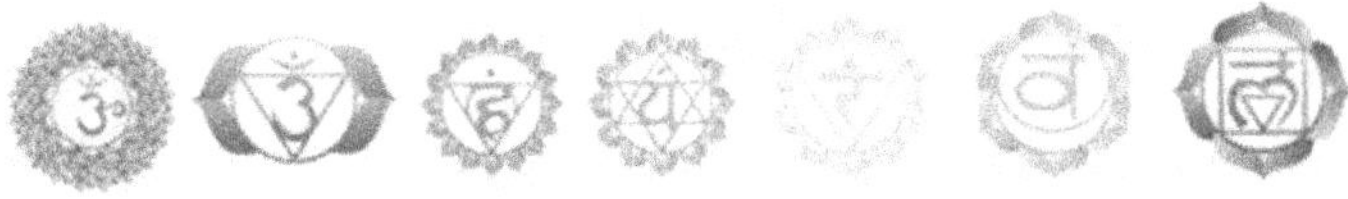

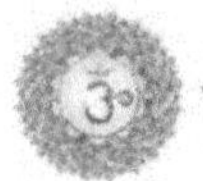 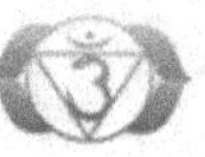  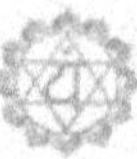 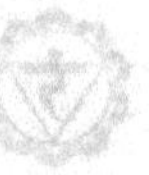 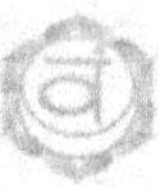 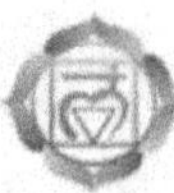

Come mangiare per promuovere un chakra della gola sano:

1. Masticare il cibo. Nell'era della vita veloce, stiamo facendo tutto in fretta, incluso mangiare. Se stiamo mangiando in fuga, possiamo tendere a ridurre il nostro cibo deglutendo piuttosto che masticando. Se non stiamo masticando completamente il nostro cibo, è probabile che non saremo in grado di digerire, assorbire e, infine, assimilarlo nel nostro corpo. Pertanto, la masticazione svolge una funzione importante. È essenziale che mettiamo la nostra *consapevolezza* nel mangiare in modo da ottenere il massimo dall'esperienza così da perdere la voglia di mangiare troppo: masticare lentamente ci aiuta a raggiungere questo obiettivo. Mangiare con coscienza ci mantiene nel momento e ci permette di assaporare il sapore e la gioia dei cibi.

2. Mangia cibi di alta qualità. Siamo bombardati da scelte alimentari, come facciamo a sapere cosa è meglio per noi? I nutrizionisti sembrano dirci una cosa un

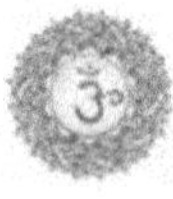  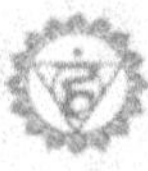 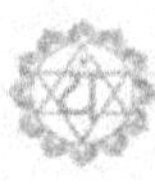 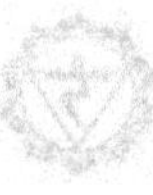 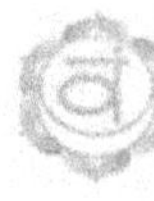 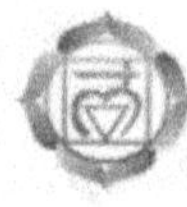

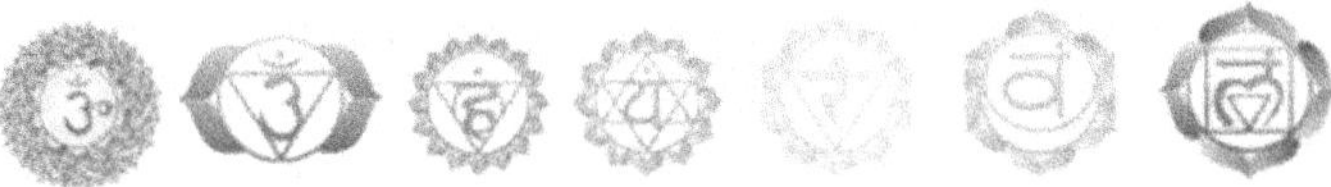

giorno e un'altra il giorno dopo. Come facciamo a sapere come scegliere gli alimenti? Il chakra della gola riguarda la scelta, le decisioni e le opzioni, essendo un chakra più alto e risonante rispetto ad alcuni degli altri chakra inferiori, ci chiama a fare la scelta migliore per noi stessi e il nostro pianeta. Mangia cibi che servono il tuo corpo, la tua mente e il tuo spirito e che servono il regno della natura: gli animali, le piante e l'acqua. Se stiamo mangiando carne di polli allevati in condizioni malsane e stressanti, potremmo assumere l '"energia" di quei polli: frenetici, caotici, stressati. Se stiamo mangiando cibi che sono stati coltivati usando elementi naturali anziché sintetici, come i cibi coltivati biologicamente, stiamo ricevendo segnali sani, a vibrazione più elevata per la nostra anima.

3. Quando entriamo nella solitudine, lasciamo andare la nostra capacità di scegliere e sperimentare. Il chakra della gola ci incoraggia ad essere espansivi, ad esplorare e scoprire. Uno dei modi in cui possiamo farlo è mangiando cibi etnici,

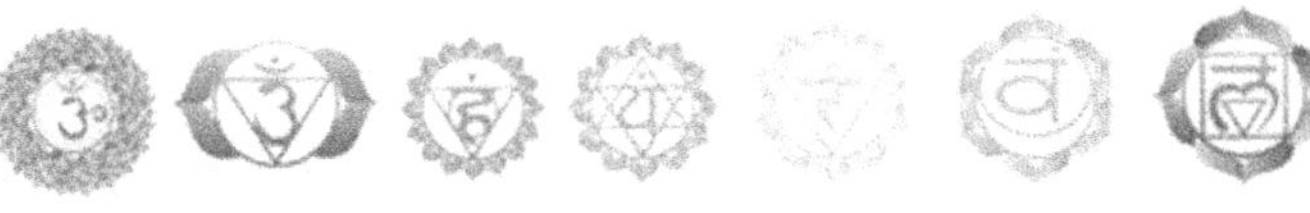

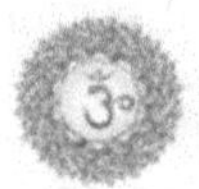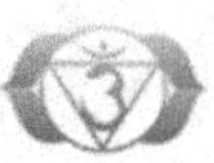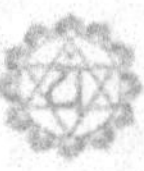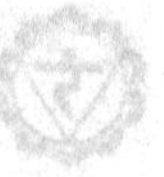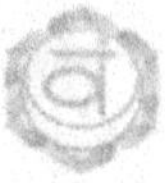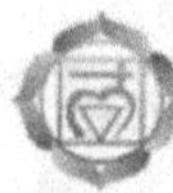

alimenti che normalmente non possiamo mangiare, tailandesi, indiani, mediorientali, europei o etiopi, per citarne alcuni. Guarda cosa succede quando introduci una certa varietà. Ti espone a un'abbondanza di tradizione e cultura. Allarga non solo il tuo orizzonte alimentare, ma ti aiuta ad uscire dalla routine della tua vita quotidiana.

4. A livello spirituale, il chakra della gola riguarda l'alchimia - trasformare i messaggi del cuore nel linguaggio della voce, delle parole, del canto, della poesia. Il chakra della gola risuona con l'alchimia degli elementi alimentari: riunire acqua e terra, fuoco e acqua, fuoco e terra. Mangiando cibi come zuppe (elementi terra-acqua fusi insieme attraverso il fuoco), incoraggiamo e onoriamo la nostra connessione con la natura elementare degli alimenti e dei nostri corpi.

Sostanze per la comunicazione e la verità:

- **Piante di mare:** le piante di mare non sono un alimento comune per la maggior parte di noi, ma hanno un valore per il

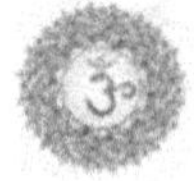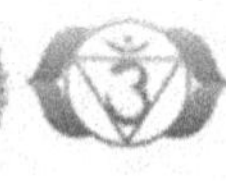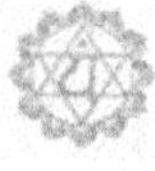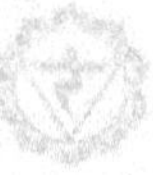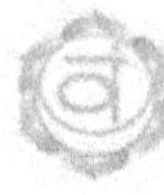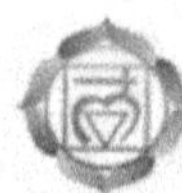

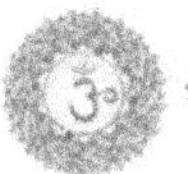 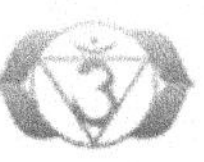 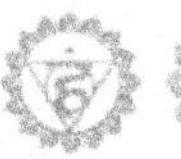 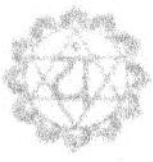  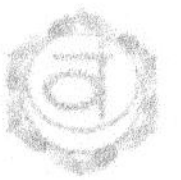 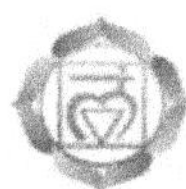

nostro chakra della gola perché forniscono iodio e altri minerali per la tiroide. Quando la nostra ghiandola tiroidea è adeguatamente alimentata, possiamo metabolizzare correttamente il nostro cibo e sentirci in equilibrio con il nostro peso corporeo.

- **Zuppe / salse / succhi:** questi alimenti sono idratanti e lubrificanti per la bocca e la gola. Ci aiutano a placare la nostra sete e ci aiutano a sostenere i nostri corpi con un amalgama di nutrienti. L'aggiunta di un po' di salsa (come la salsa di soia o un condimento leggero) a una verdura può aiutarlo a mescolarsi meglio all'interno della nostra bocca in modo da poterlo digerire completamente. Mangiare zuppe può aprire l'area del chakra della gola e creare più facilità nel mangiare. Mangiare cucchiai di zuppa rispetto ai morsi di cibo può aiutarci a rallentare ed essere più nel momento. E infine, i succhi di frutta e verdura possono estrarre i nutrienti di cui abbiamo bisogno in una base liquida per nutrire il corpo attraverso il condotto della comunicazione.

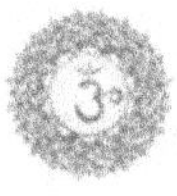 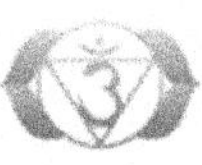 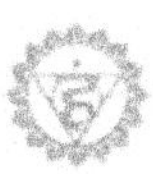 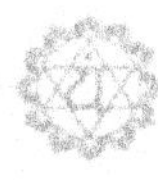  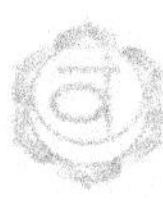 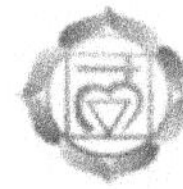

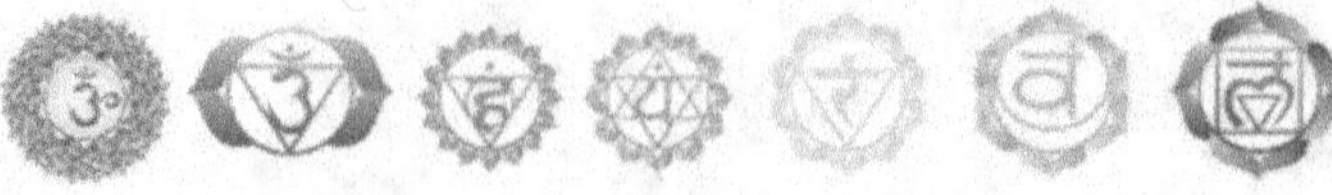

- **Frutta:** i frutti tendono ad essere ad alto contenuto di acqua, quindi sono il cibo perfetto per il chakra della gola. Alcuni di loro ci rendono più increspati, come i limoni, e possono essere utili per spingerci in azione, per dire qualcosa. Altri ci rendono espansivi a causa del loro contenuto di acqua e sapore dolce, come i meloni, che possono aiutarci ad essere più comunicativi quando ci sentiamo ritirati.

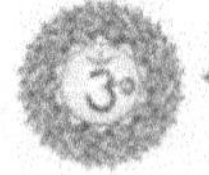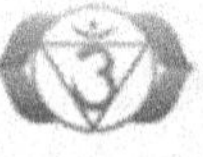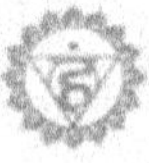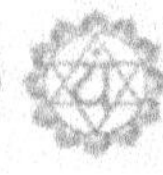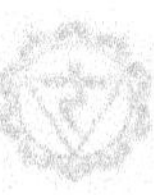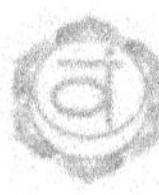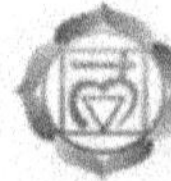

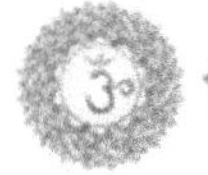 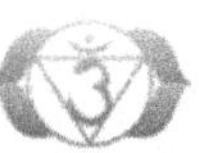 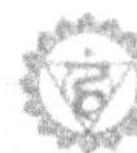 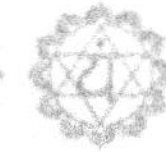  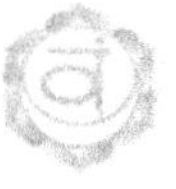 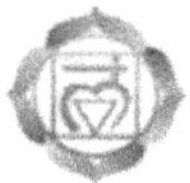

CHAKRA 6

Intuizione ed immaginazione: Nutrire il Chakra del Terzo Occhio

Quando pensiamo di "vedere", spesso pensiamo alla nostra capacità di vedere il mondo esterno. Quando pensiamo ai nostri occhi, potremmo riferirci ai due occhi sul nostro viso. Tuttavia, il chakra del terzo occhio ci guida in un altro regno della vista. Ci porta a scrutare nel nostro mondo interno e nel cosmo in generale. Chi siamo nel grande schema della vita? Come colleghiamo la nostra vita sulla Terra a tutta la vita dell'intero universo?

Il chakra del terzo occhio ci porta a passare dal microcosmo del nostro essere al macrocosmo di *Tutto Ciò Che È*. Attraverso il veicolo dell'intuizione, ci guida attraverso le nostre vite, aiutandoci a fare le scelte che servono meglio noi e gli altri. A volte sentiamo la nostra intuizione in modo diretto e altre volte, ci vengono impartite informazioni che dobbiamo conoscere nei nostri sogni. Se stiamo prestando attenzione, saremo in grado di collegare i nostri piccoli e grandi sé usando il ponte dell'intuizione.

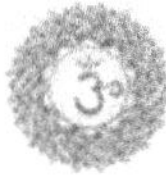 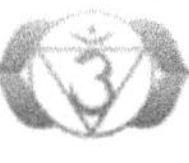 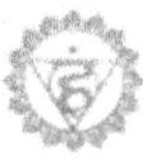 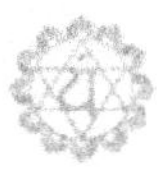  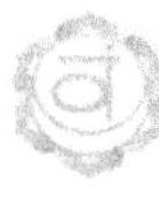 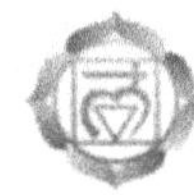

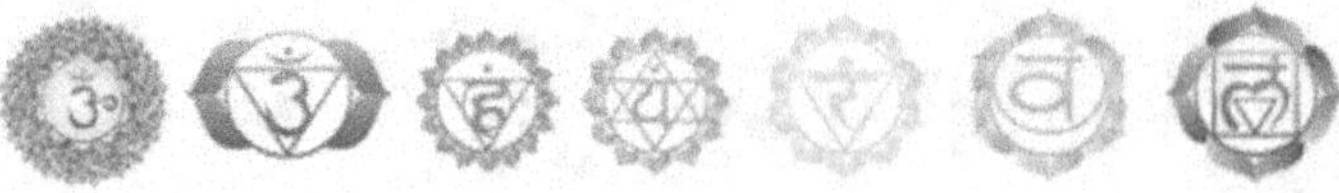

Quando si tratta di cibo, molti di noi hanno perso di vista la voce interiore su cosa mangiare, come mangiare e quanto mangiare. Riconnettendoci con i nostri veri bisogni interiori, possiamo trovare la via del ritorno ai nostri corpi e menti perfetti. Possiamo iniziare a farlo ascoltando. Sì, ascoltando piuttosto che parlare sempre. Quando siamo in una mentalità meditativa, siamo in grado di ascoltare ciò di cui abbiamo bisogno. Praticare la meditazione o semplicemente restare fermi è un modo eccezionale per esercitare il tuo muscolo intuitivo.

La parte della nostra anatomia sottile che si collega all'intuizione e all'immaginazione è chiamata chakra del terzo occhio. Questa parte di noi è unica in quanto responsabile della visione - fisica e intuitiva. Supervisiona gli aspetti veramente visibili della nostra fisiologia come gli occhi, così come il cervello, e il coordinamento dell'incredibile rete di ormoni attraverso l'ipotalamo e le ghiandole pituitaria e pineale. Inoltre, è il collegamento con la nostra "visione superiore" - quella del nostro scopo, percorso e passione, tutto racchiuso in uno. È la sede della nostra intuizione, o il culmine della nostra

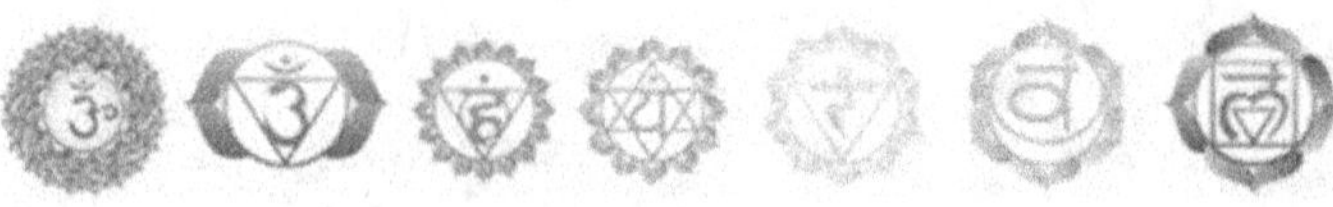

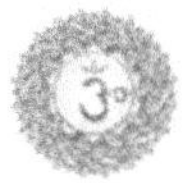 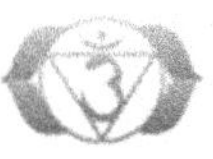 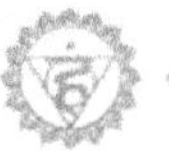 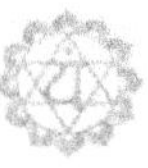  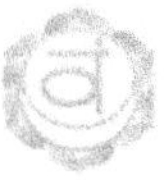 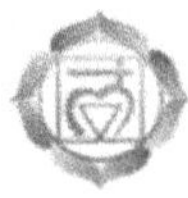

esperienza terrena combinata con i nostri sensi e il "sentimento intestinale".

Pertanto, il chakra del terzo occhio è unicamente parte della nostra connessione con il cibo. Dovresti aver sentito l'espressione "mangiare con gli occhi" e, in effetti, c'è qualche verità in questa affermazione dato che il nostro processo alimentare inizia prima ancora di prendere un boccone di cibo. Iniziamo il processo di trasformazione nel corpo vedendo prima il cibo, notando la sua gamma di colori e la disposizione nel piatto. Questa interazione ci nutre - stimola il nostro cervello a iniziare a inviare segnali al resto della nostra fisiologia, principalmente l'intestino - che abbiamo cibo in arrivo.

Come mangiare per promuovere un chakra del terzo occhio sano:

1. Mangia in modo intuitivo. Siamo tutti esseri intuitivi, ma a volte mettiamo il nostro intelletto in overdrive quando si tratta di mangiare. Sintonizzandoci sui nostri bisogni profondi attraverso il veicolo della nostra intuizione, saremo in armonia con ciò che sia il nostro corpo che

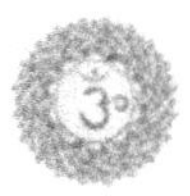 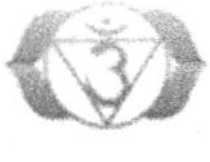 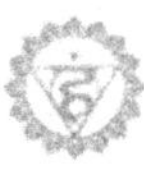 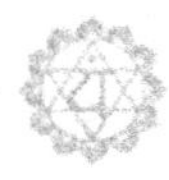  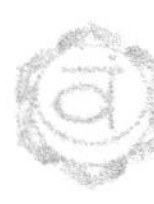 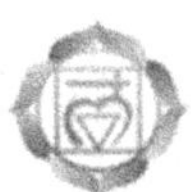

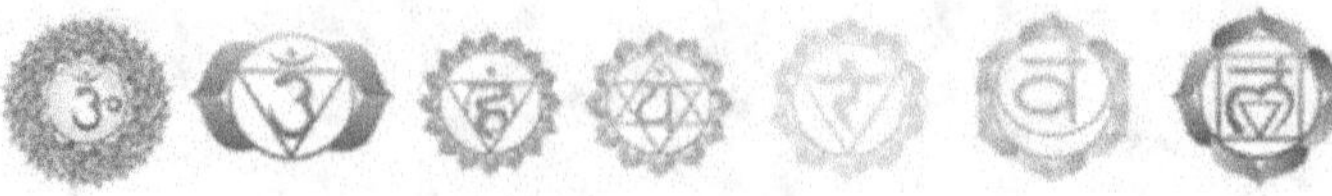

la nostra anima richiedono per risuonare al massimo. Riconoscere ciò che la nostra voce intuitiva ci chiede richiede pratica. Potresti "sentire" che devi mangiare più spinaci. Oppure potresti avere il "sospetto" che è necessario ottenere più proteine mangiando fagioli neri. Onora i tuoi segnali intuitivi per allineare corpo e anima.

2. Nutri il cervello e l'umore. Ovviamente, il cervello è un organo essenziale e dobbiamo nutrirlo come qualsiasi altra parte di noi. In realtà, ha esigenze nutrizionali uniche. Poiché circa il 60% del cervello è grasso, possiamo alterare la composizione del cervello nutrendolo con grassi omega-3 buoni, sani e insaturi, come quelli che trovi in pesce, noci, semi e verdure. Nutrire il corpo e, in definitiva, il cervello con grassi sani assicurerà che i neurotrasmettitori scorrano fluentemente e ti mantengano di buon umore. Gli studi hanno dimostrato che le persone che soffrono di depressione hanno una quantità inferiore di grassi omega-3 nel sangue.

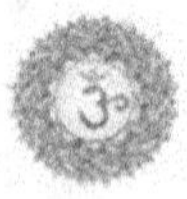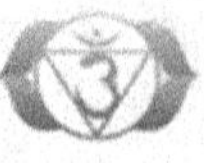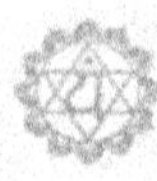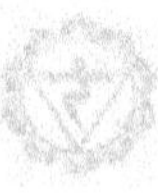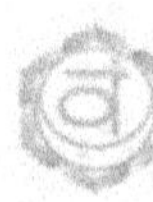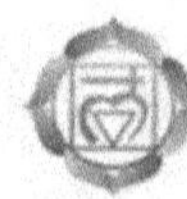

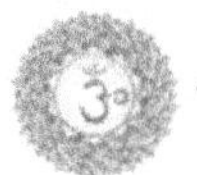 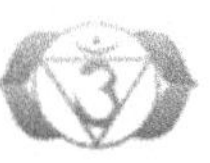 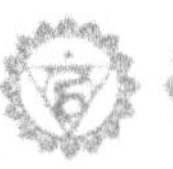 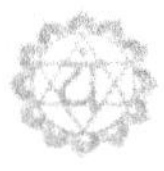 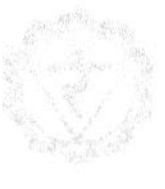 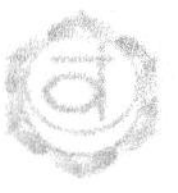 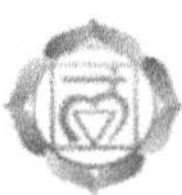

3. Mangia per dormire bene. C'è un "nuovo" disturbo sul mercato - si chiama "*sindrome alimentare notturna*". Quando le persone hanno molto tempo extra di notte, possono iniziare una routine di relax a casa, guardare la televisione e mangiare snack. Questi snack possono rappresentare una parte significativa della loro assunzione giornaliera, in alcuni casi addirittura il 15% delle calorie giornaliere totali può essere consumato la sera dopo cena! Mangiare vicino al momento di coricarsi può causare interruzioni del ritmo del sonno per alcune persone. Non mangiare due o tre ore prima di coricarsi funziona per la maggior parte di noi. Se mangiamo poco prima di andare a dormire, il nostro chakra del terzo occhio potrebbe rimanere troppo attivo, mantenendoci inquieti per tutta la notte. D'altra parte, fare uno spuntino con proteine leggere proprio prima di coricarsi può aiutare alcuni individui con uno squilibrio del terzo occhio a una qualità del sonno più profonda e radicata. Per sogni riposanti,

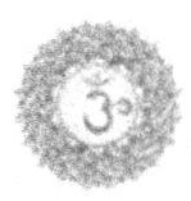 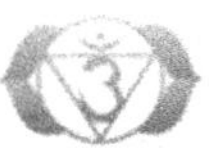 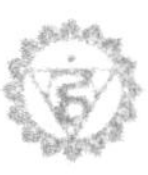 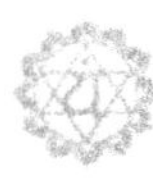  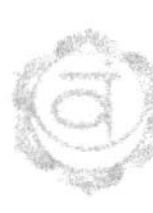 

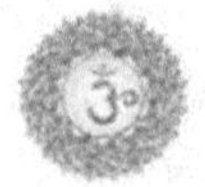 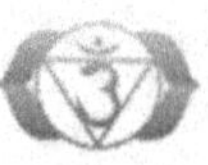  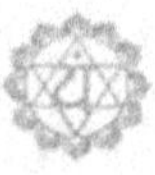 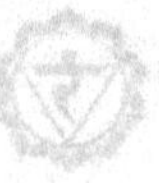 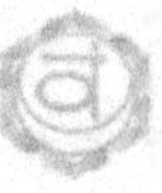 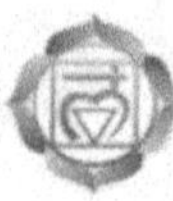

riduci i pasti notturni, ma se ne hai bisogno allora prediligi un boccone sano.

Sostanze per intuizione e immaginazione:

- **Cioccolato:** il cioccolato è uno degli alimenti più potenti per il chakra del terzo occhio - la sua vibrazione riempie e stimola questo centro, e lo fa in diversi modi. Il cioccolato fondente contiene caffeina che stimola il cervello e il pensiero, permettendoci di concentrarci meglio su ciò che dobbiamo fare. Contiene anche antiossidanti noti come flavonoidi che aiutano ad aprire i vasi sanguigni. A parte i suoi effetti fisiologici, può certamente alterare la nostra psicologia - il nostro umore, poiché contiene diversi componenti che agiscono come stimolanti o che ci danno la sensazione confortante dell'amore. Prova ad assumere un quadratino di cioccolato fondente nel tardo pomeriggio per aiutare il tuo cervello a riprendersi dal pensare tutto il giorno e per aiutare il tuo umore a sprofondare in uno stato di relax e felicità.

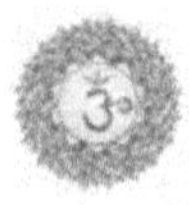 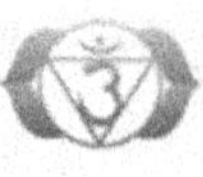  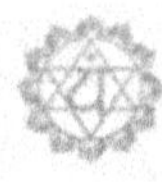  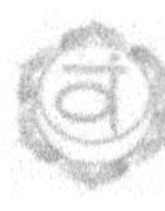 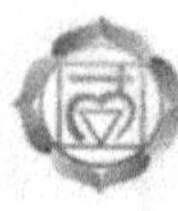

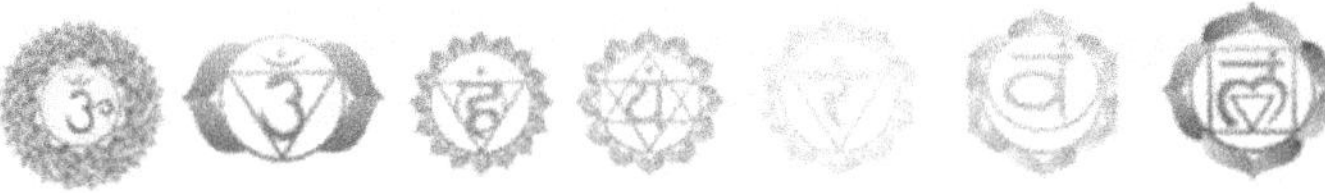

- **Spezie:** Il tema delle sostanze che influenzano il chakra del terzo occhio è che sono "intense" - proprio come possono essere il pensiero e l'intuizione. Le spezie sono in genere utilizzate in piccole quantità a causa dei loro potenti effetti. Come risultato dei loro sapori pungenti, i loro effetti si fanno sentire nel regno del chakra del terzo occhio. Molte spezie non sono solo gustose, ma anche medicinali e utili per ridurre l'invecchiamento cerebrale. Un esempio è il curry. Le popolazioni che mangiano più curry tendono ad avere punteggi migliori nei test cognitivi.

- **Bacche viola**: le bacche, in particolare il tipo violaceo scuro, come i mirtilli, hanno dimostrato di aiutare gli animali ad imparare meglio. I ricercatori hanno dimostrato che dare bacche agli animali anziani (l'equivalente di circa ½ tazza per l'uomo) ha portato a miglioramenti cognitivi. E se ciò non fosse abbastanza interessante, quello che ora sappiamo è che le bacche non sono solo alimenti per il cervello, perché sono potenti

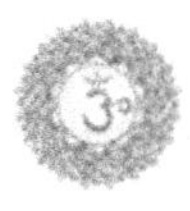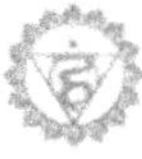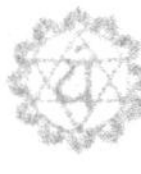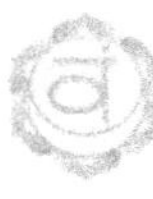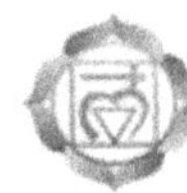

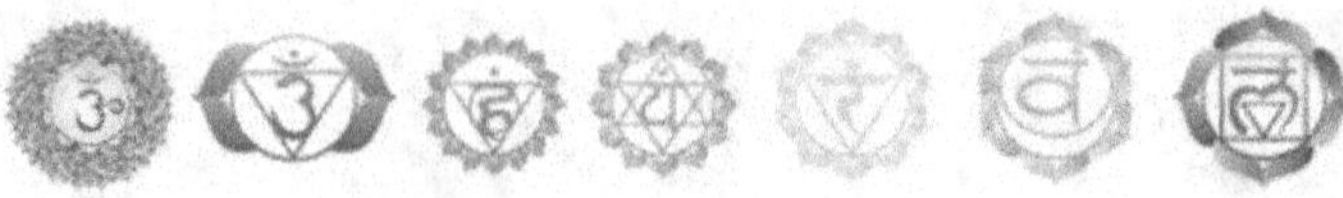

antiossidanti: gli scienziati hanno dimostrato che mirtilli e fragole, influenzano diversi tipi di apprendimento e memoria. Sembrano essere molto specifici sia nella funzione che nel punto in cui finiscono nel cervello. Pensa alle bacche a colazione, soprattutto per i bambini, per aiutarli a imparare a scuola. I frullati contenenti una miscela di frutti di bosco congelati sono anche una vera delizia come spuntino.

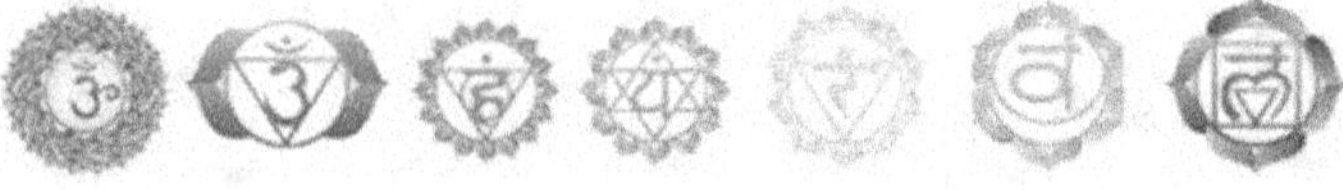

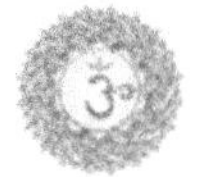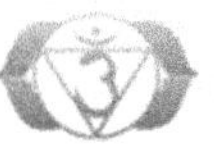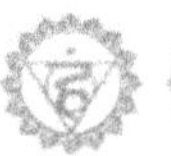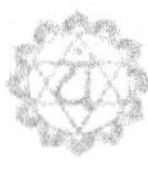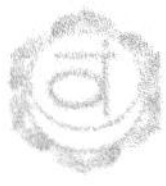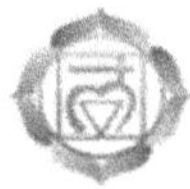

CHAKRA 7

Interconnessione e purificazione: nutrire il chakra della corona

Molti di noi comprendono che mangiare è un atto fisico. I nostri corpi sfruttano l'energia del cibo per muoversi, essere attivi, vivere la vita, ma quanti di noi riconoscono gli aspetti spirituali intrinseci del mangiare? Quando dico che mangiare è spirituale, quello che sto effettivamente dicendo è che ci collega a tutta la vita. Potremmo dire che spiritualità è sinonimo di "interconnessione". Quando condividiamo un pasto con amici, familiari o colleghi, entriamo in una sede di collegamento. Ci connettiamo attraverso la conversazione, mangiando insieme, ridendo insieme e parlando.

In realtà ci sono molti strati di interconnessione che possono verificarsi all'interno di un pasto oltre a quelli con un altro essere umano. Nutriremmo non solo i nostri corpi ma anche le nostre anime se fossimo in grado di vedere il cosmo nel nostro piatto, che si estende dal seme, che è stato piantato in un campo e curato da un agricoltore e lavoratori premurosi, immersi nella

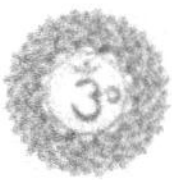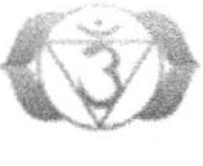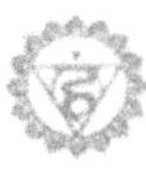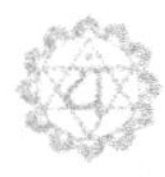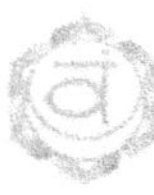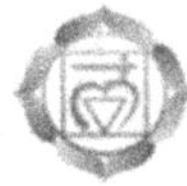

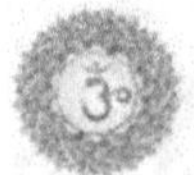 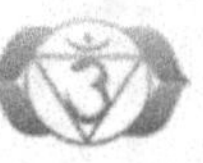 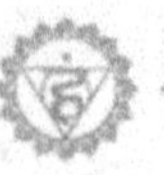 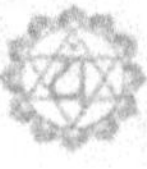  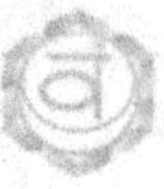 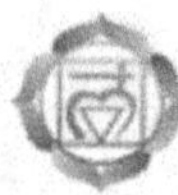

luce del sole e al chiaro di luna, visitato da una moltitudine di insetti, a quando, alla fine, il seme si è trasformato in un ortaggio, raccolto dalla mano amorosa di qualcuno. La verdura ha fatto un viaggio molto lungo per arrivare al negozio o al mercato del contadino. Poi si è collegato con qualcuno per essere selezionato e acquistato. Uno chef o un cuoco ha usato grande abilità nel prepararlo ed infine, ha trovato la sua strada nel tuo piatto.

Quindi, quando stiamo mangiando, non stiamo solo nutrendo il corpo, assaporando un momento presente di bontà, ma un'intera storia passata di connessioni. Mangiamo le nostre connessioni e assorbiamo non solo l'energia fisica di ognuna, ma anche l'energia non fisica. Pertanto, è molto importante mangiare l'energia che vuoi diventare. Gli alimenti coltivati biologicamente e gli animali ruspanti sono eccellenti controparti dei prodotti coltivati in maniera convenzionale e avranno una risonanza diversa.

La parte della nostra sottile anatomia che si collega all'interconnessione (spiritualità) e alla purificazione è chiamata chakra della corona. Si trova nella parte superiore della testa e si dice che

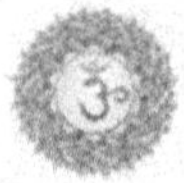   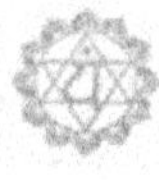 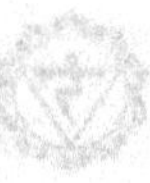 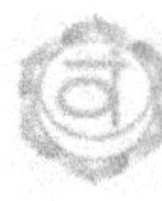 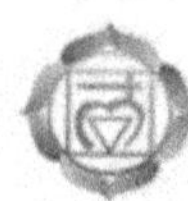

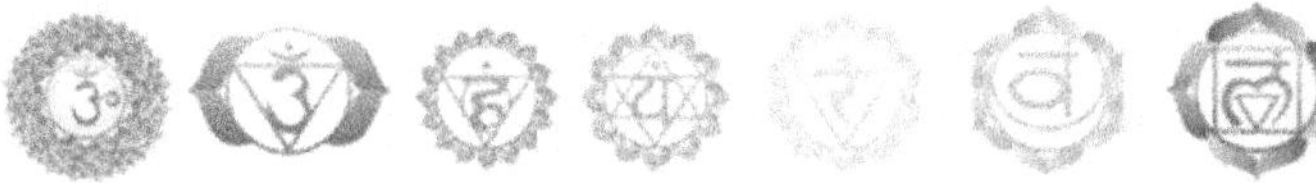

vibri come i colori bianco, lavanda o oro. Durante le pratiche meditative o la preghiera, questo centro viene aperto e funge da condotto per il flusso di energia universale e di pace. Il chakra della corona riguarda meno l'incarnazione fisica rispetto agli altri chakra e vibra alla velocità massima. I chakra della radice e della corona condividono somiglianze in quanto il chakra della radice estrae energia dalla Terra per la sua vitalità, mentre il chakra della corona è nutrito dalla forza vitale di Tutto Ciò Che È.

A causa del fatto che non è di natura fisica come gli altri chakra, il chakra della corona è più incentrato su *come* mangiamo piuttosto che su ciò che mangiamo. Può anche risuonare con il digiuno come mezzo per purificare e chiarire il corpo fisico. Per lavorare con questo chakra attraverso il cibo, è meglio vedere l'atto del mangiare come un atto spirituale di interconnessione. Ogni pasto è davvero un miracolo. Il modo in cui affrontiamo quel miracolo potrebbe servire da nutrimento per il corpo e l'anima, proprio come gli stessi costituenti alimentari.

Come mangiare per promuovere un sano chakra della corona:

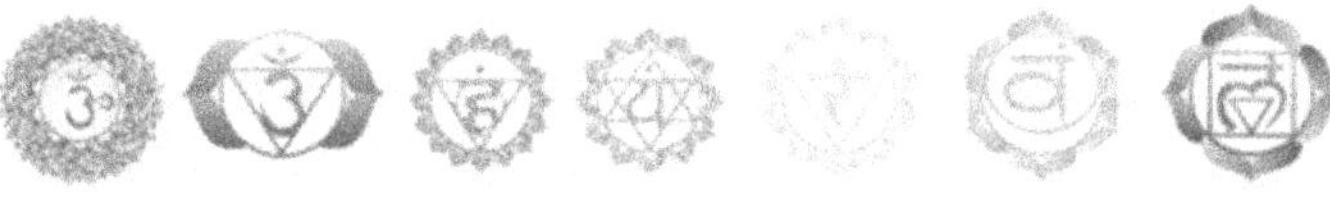

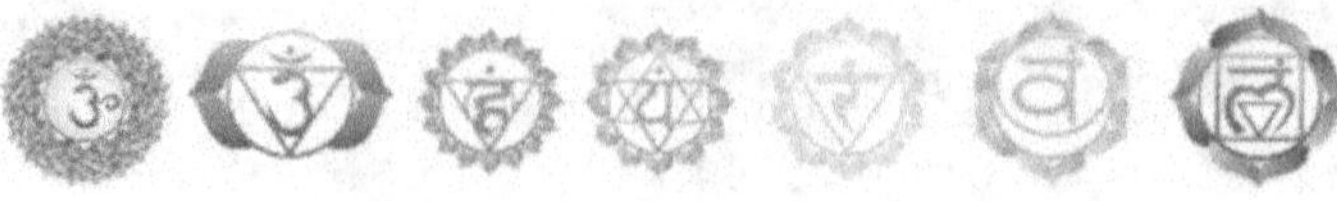

1. Purifica il corpo attraverso cibi puri. Il messaggio del chakra della corona è la purificazione e il rilascio del corpo fisico dai detriti, in modo che ci sia una migliore connessione tra corpo e anima. Uno dei modi per purificare il corpo è astenersi dal mangiare cibi contaminati con ingredienti o additivi artificiali, come dolcificanti artificiali, coloranti, conservanti e coloranti. Quando ci carichiamo di questi ingredienti sintetici, i nostri sistemi nervosi (così come il resto dei nostri corpi) diventano tossici. Potremmo sviluppare sintomi neurologici come mal di testa, iperattività e incapacità di concentrazione.

2. Incorporare una disintossicazione delicata nella routine quotidiana. Potresti aver sentito la parola "disintossicazione" usata per riferirsi alla pulizia del corpo dalle tossine. Molti di noi sono bombardati da stress ambientali come l'inquinamento, i cibi malsani e la mancanza di attività. Assicurandoti di fare qualcosa ogni giorno per mantenerti "pulito", manterrai le tossine al minimo e, quindi, ti sentirai e funzionerai meglio. Ci sono diverse cose

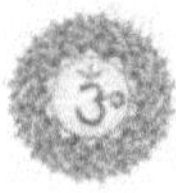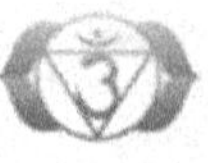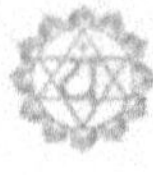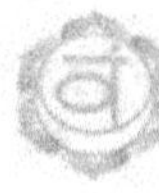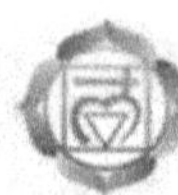

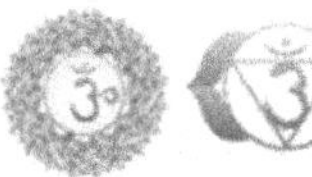 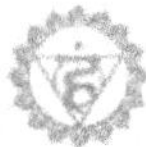 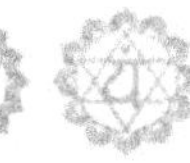  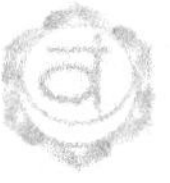 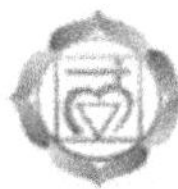

che puoi fare per liberare il corpo dalle tossine. Uno degli alimenti che è ottimo per spazzare via le tossine dal corpo è la fibra. Mangiare cibi ricchi di fibre come verdure non amidacee, bacche e legumi sono ottimi modi per intrappolare le tossine nell'intestino ed espellerle.

3. Connettiti attraverso il mangiare. Ad ogni pasto, prenditi un paio di momenti per riflettere sulla complessità delle connessioni che stai per assumere. Ringrazia o dì una preghiera per tutta la natura che è entrata nella preparazione degli alimenti. In tal modo, riconosci l'interconnessione di tutti i pezzi coinvolti nella discendenza di quel cibo. Assegnare una benedizione attraverso la preghiera o un'intenzione parlata aiuterà a collegare il cibo al tuo spirito e persino a alterare i composti alimentari per farlo risuonare a un livello più positivo.

Sostanze per l'interconnessione e la purificazione:

1. **Luce solare:** il chakra della corona viene spesso legato al sole e al color oro. Come i

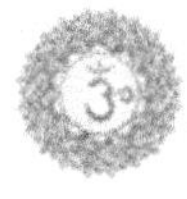 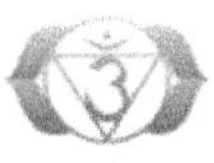 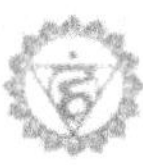 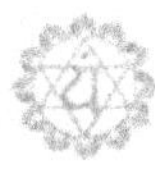  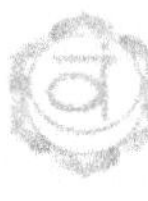 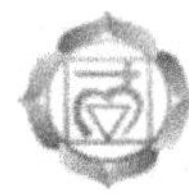

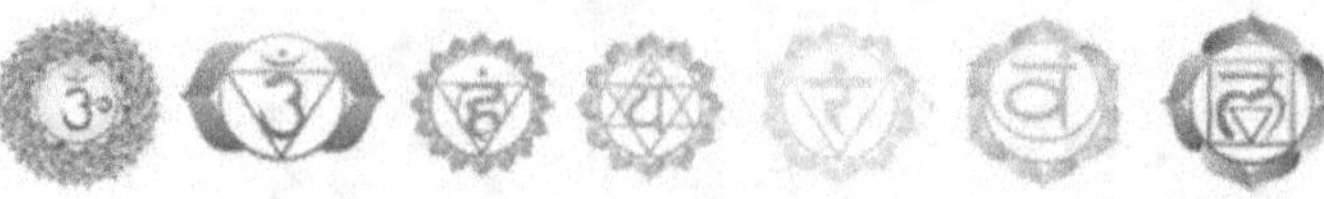

singoli fotoni che vibrano all'interno dei gloriosi raggi del sole, il magnifico chakra della corona risuona alla vibrazione fine della fonte di luce universale. La luce solare e l'energia del chakra della corona possono permeare il nostro essere fisico e innescare determinati processi cellulari. Il collegamento con i raggi del sole ci riempie del nutrimento della speranza, dell'amore e della grazia divina. Equilibra il corpo e l'anima. Prima di mangiare, prova a"Bagnare" il cibo alla luce del sole. Lascia che il tuo piatto di cibo si crogioli al sole per un paio di minuti, permettendogli di essere rinvigorito con l'elevata energia fotonica della radiosità divina.

2. **Ossigeno:** l'ossigeno, estratto dal respiro (indicato come "*chi*" o "*prana*"), è la sostanza sottile da cui sorseggiamo sempre per mantenere le nostre cellule vibranti e fluenti con la vita. Non potremmo sopravvivere senza di essa. L'ossigeno è il componente chiave che il corpo utilizza per accedere all'energia contenuta nei legami di glucosio in un processo chiamato metabolismo

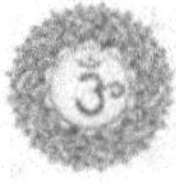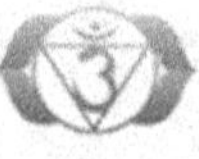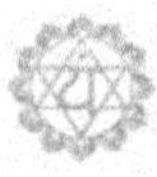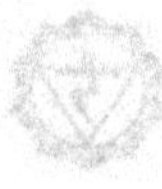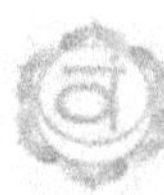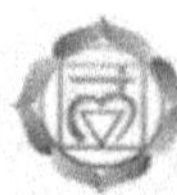

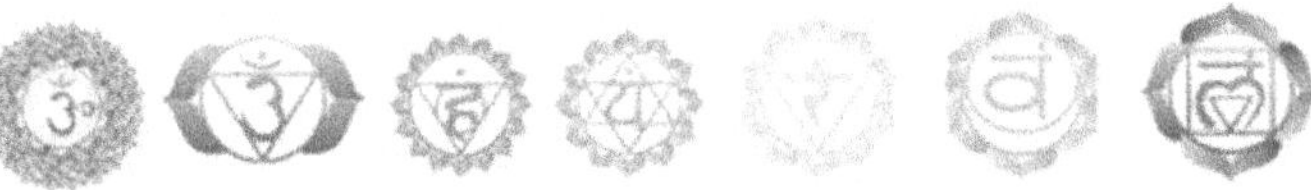

ossidativo. Non possiamo assimilare la vibrazione degli alimenti per alimentare i nostri chakra a meno che non abbiamo il cablaggio essenziale in atto per il nostro chakra della corona. Con l'ossigeno, il nostro essere rimane cosciente, vivo e rinvigorito. Le terapie della respirazione profonda e dell'ossigenazione aiutano il chakra della corona. Respira profondamente quando mangi per assicurarti di sfruttare tutta l'energia all'interno del cibo.

3. **Amore:** in definitiva, solo l'amore ci nutre. È diverso dal cibo in quanto più gli permettiamo di nutrirci, più cresce, consentendo agli altri di essere nutriti. Quando siamo pronti ad accettare l'amore completamente e senza limiti, siamo liberati dal dover ingerire qualsiasi cibo per alimentare la nostra vibrazione. Possiamo sperimentare l'amore nelle sue molteplici sfaccettature: l'amore per se stessi, per gli altri, per la natura, per il pianeta, per Dio. Praticando l'indulgere nell'amore in tutte le sue molte forme arcobaleno, ci apriamo alla connessione

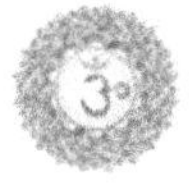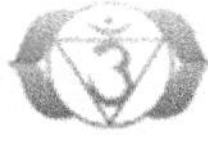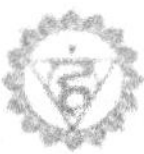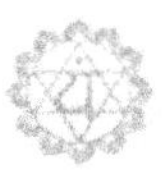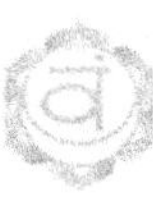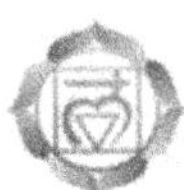

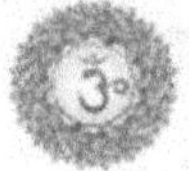 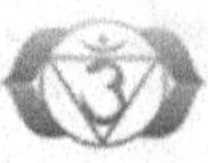  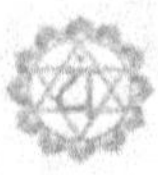 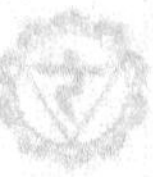 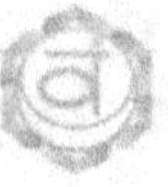 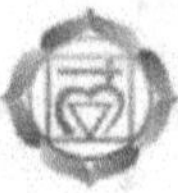

che i nostri corpi, cuori e spiriti bramano
di più.

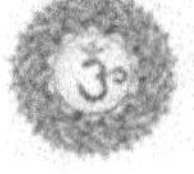 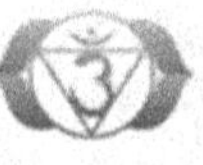 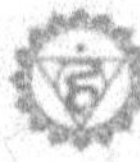 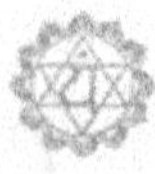 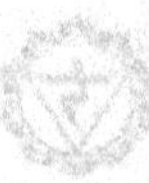  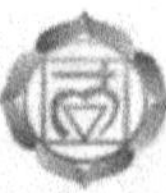

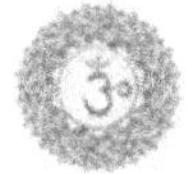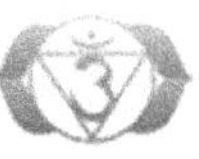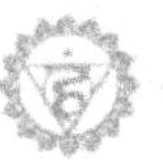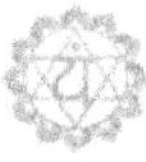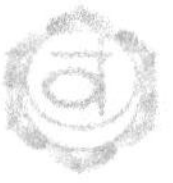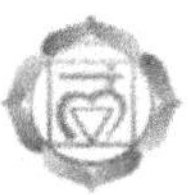

DIETA DEI 7 COLORI

Ora sai cosa e come mangiare per Nutrire i tuoi chakra ed aiutarti quotidianamente, non solo con le meditazioni, ma anche con l'alimentazione. Ma ora sai anche perché i colori sono così importanti per riequilibrare i chakra e mantenerli in salute.

Adesso, quindi, vediamo un programma di riequilibrio energetico, basato su un'alimentazione di 7 giorni, dedicato alla purificazione e riequilibrio dei chakra.

<u>IMPORTANTE!</u> Essendo un programma molto restrittivo, consigliamo innanzitutto di consultare il proprio medico prima di affrontarlo, e di praticarlo per una sola settimana all'anno.

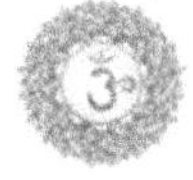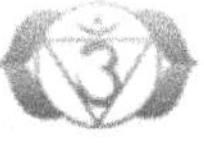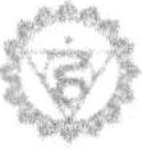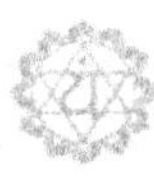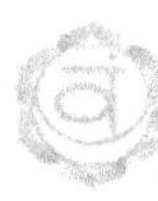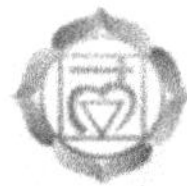

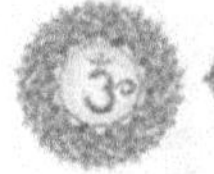 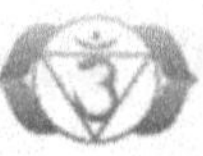  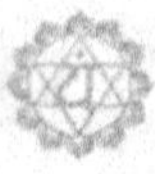 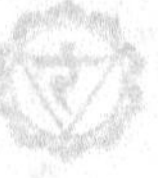  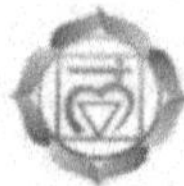

IL PROGRAMMA

Il programma inizia di Lunedì e termina di Domenica e unisce meditazione e alimentazione.

1. Lunedì

Il primo giorno è dedicato al Primo Chakra.

Inizierai e chiuderai la giornata facendo una breve meditazione sul primo chakra: utilizza pure una musica di sottofondo, ce ne sono diverse dedicate sia al complesso dei chakra che ai chakra singoli.

Scegli sempre un posto tranquillo, in cui sai che non sarai disturbato, e assumi una posizione comoda e confortevole.

Inizia le respirazioni di rilassamento, tenendo le mani all'altezza del primo chakra. Visualizza il chakra, visualizza il suo colore brillante e senti la sua vibrazione.

Se vuoi, per aiutarti, sempre ad occhi chiusi, puoi accompagnare il movimento di rotazione del chakra facendo un movimento circolare con la tua mano dominante (quella con cui scrivi) in senso antiorario, a circa 20 cm dal corpo.

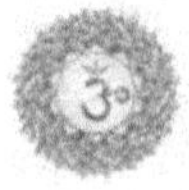 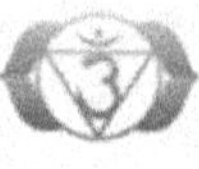  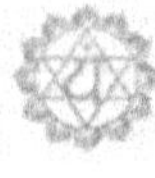 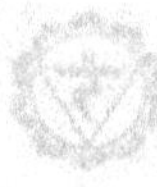 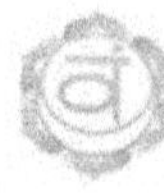 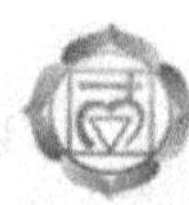

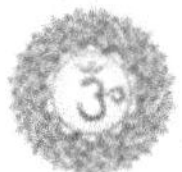 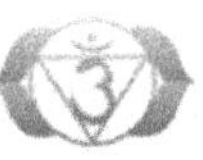 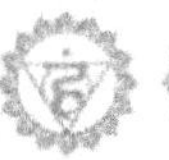 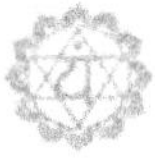 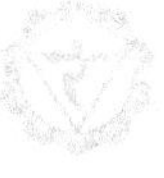 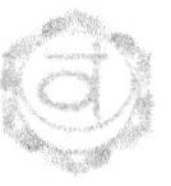 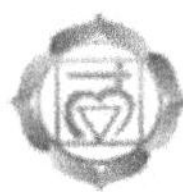

Per purificare il primo chakra, il lunedì mangerai solo i cibi affini a questo chakra, quindi quelli di colore rosso.

2. Martedì

Secondo giorno, secondo chakra.

Le meditazioni saranno quindi sul secondo chakra e puoi procedere come per il primo, spostando la tua attenzione all'altezza dell'ombelico.

I cibi saranno di colore arancio.

3. Mercoledì

Terzo chakra. Meditazioni sul plesso solare. Alimenti di colore giallo.

4. Giovedì

Quarto chakra, meditazioni all'altezza del petto e alimenti di colore verde.

5. Venerdì

Quinto chakra, meditazioni per la gola.

In questo caso, non esistono alimenti di colore azzurro, quindi potrai utilizzare tutti gli alimenti

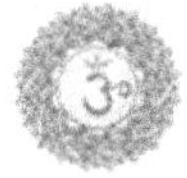 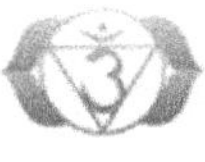 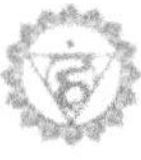 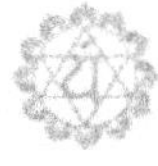 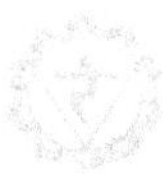 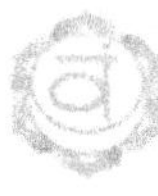 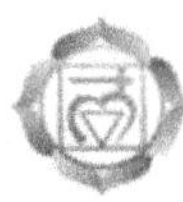

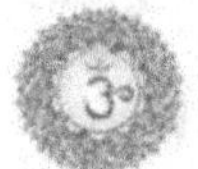 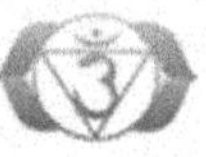  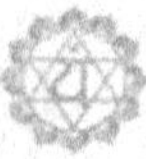 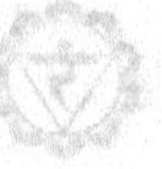 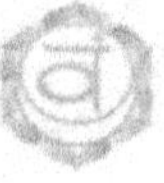 

liquidi, la frutta viola e alcuni alimenti bianchi, neutri, come il riso.

6. Sabato

Sesto chakra, meditazioni per il terzo occhio, alimenti di colore viola e bianco.

7. Domenica

Settimo chakra, meditazioni sul chakra della corona.

Il settimo giorno sarà dedicato al digiuno e all'acqua. Se sentirai la necessità di mangiare, potrai ricorrere a cibi bianchi crudi, come il finocchio o il cetriolo.

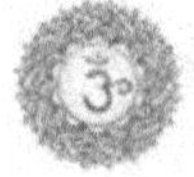 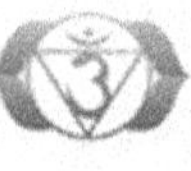 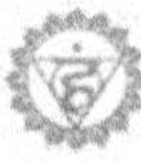 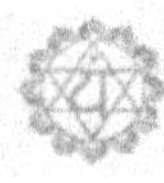 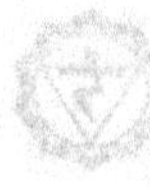 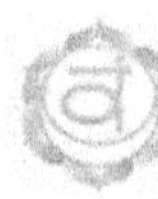 

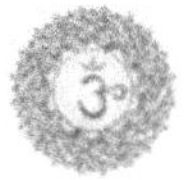 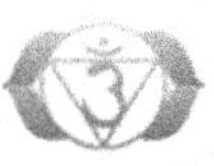 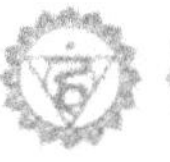 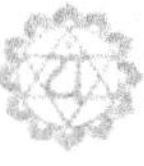  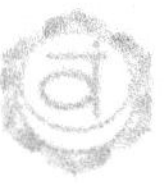 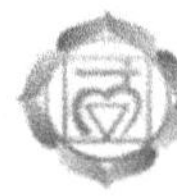

Prima di affrontare questa settimana, scrivi il tuo piano alimentare: su un foglio, scrivi il programma giornaliero per ogni giorno di questa settimana, iniziando con la meditazione. Fai l'elenco dei cibi concessi quel giorno in base al colore e suddividili per i 5 pasti della giornata. Chiudi con la meditazione.

Questa è una settimana super disintossicante, sarai completamente rigenerato, le tue vibrazioni energetiche saranno molto elevate, i tuoi chakra completamente puliti e riallineati correttamente. Il benessere che ne deriverà ti accompagnerà per molte settimane.

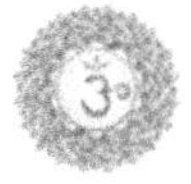 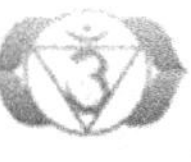 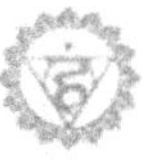 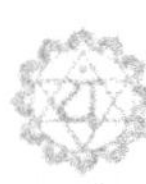  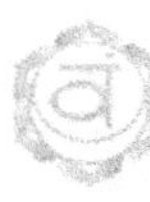 

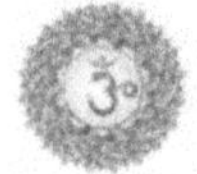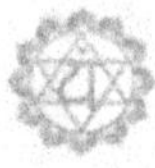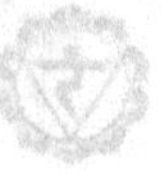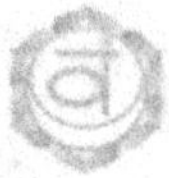

CONCLUSIONE

Per concludere, ricorda di ascoltare te stesso, cerca di meditare più spesso che puoi per entrare in contatto diretto con la parte più profonda di te.

Grazie per aver scelto questo libro.

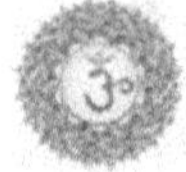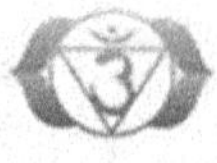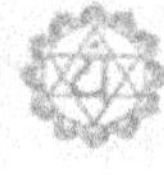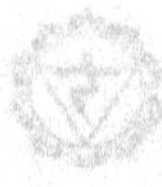

www.ingramcontent.com/pod-product-compliance
Lightning Source LLC
Chambersburg PA
CBHW050656250726

48662CB00002B/717